Mit freundlicher Empfehlung überreicht durch

SCHERING DEUTSCHLAND GMBH

Radiologie
Fakten

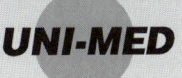

UNI-MED Verlag AG
Bremen - London - Boston

Dr. med. Dirk Pickuth
Facharzt für Diagnostische Radiologie
Chefarzt des Instituts für Diagnostische und Interventionelle Radiologie
Caritasklinik St. Theresia Saarbrücken
Rheinstraße 2
66113 Saarbrücken

Die Deutsche Bibliothek - CIP-Einheitsaufnahme
Pickuth, Dirk:
Radiologie Fakten/Dirk Pickuth. -
1. Auflage - Bremen: UNI-MED, 2002
(Klinische Lehrbuchreihe)
ISBN 3-89599-310-7

© 2002   by UNI-MED Verlag AG, D-28323 Bremen,
International Medical Publishers (London, Boston)
Internet: www.uni-med.de, e-mail: info@uni-med.de

Printed in Germany

Das Werk ist urheberrechtlich geschützt. Alle dadurch begründeten Rechte, insbesondere des Nachdrucks, der Entnahme von Abbildungen, der Übersetzung sowie der Wiedergabe auf photomechanischem oder ähnlichem Weg bleiben, auch bei nur auszugsweiser Verwertung, vorbehalten.

Die Erkenntnisse der Medizin unterliegen einem ständigen Wandel durch Forschung und klinische Erfahrungen. Die Autoren dieses Werkes haben große Sorgfalt darauf verwendet, daß die gemachten Angaben dem derzeitigen Wissensstand entsprechen. Das entbindet den Benutzer aber nicht von der Verpflichtung, seine Diagnostik und Therapie in eigener Verantwortung zu bestimmen.

Geschützte Warennamen (Warenzeichen) werden nicht besonders kenntlich gemacht. Aus dem Fehlen eines solchen Hinweises kann also nicht geschlossen werden, daß es sich um einen freien Warennamen handele.

Vorwort

"Radiologie Fakten" ist das **erste Facharztrepetitorium** für Diagnostische Radiologie auf dem deutschen Markt – eine **Faktensammlung** zu Klinik, radiologischer Diagnostik und Differentialdiagnostik. **Facharztwissen** kompakt.

"Radiologie Fakten" ist ein Buch für den **täglichen Gebrauch**:

1. zum **Lernen für die Weiterbildung**
2. zum **Wiederholen für die Facharztprüfung**
3. zum **Nachschlagen für die Facharzttätigkeit**

"Radiologie Fakten" konzentriert sich auf das, was bei der täglichen Arbeit **häufig** oder wegen der differentialdiagnostischen Bedeutung **wesentlich** ist. Die **großzügige Textgestaltung** bietet die Möglichkeit, je nach Tätigkeitsschwerpunkt **persönliche Ergänzungen** vorzunehmen.

Für Anregungen und Hinweise auf Fehler bin ich dankbar; diese werden bei der nächsten Auflage gerne berücksichtigt.

Saarbrücken, im Frühjahr 2002   *D. Pickuth*

Inhaltsverzeichnis

1. Grundlagen 8
2. Lunge, Pleura, Mediastinum 44
3. Herz, Gefäße 72
4. Ösophagus, Magen, Darm 94
5. Leber, Gallenwege, Pankreas, Milz 112
6. Nieren, Nebennieren, Harnwege, Prostata, Hoden . 126
7. Uterus, Ovarien, Mamma 140
8. Knochen, Gelenke 154
9. Gehirn, Rückenmark 200
10. Augen, Hals, Nase, Ohren, Schilddrüse 226
11. Untersuchungsprotokolle 234
12. Aufklärung 254
13. Befundungschecklisten 260
Index 271

1. Grundlagen

1. Grundlagen

▶ Aufbau der Röntgenröhre

- Kathode
  - Wolfram
- Heizspirale
- Wehnelt-Zylinder
  - Bündelung der aus dem Glühfaden austretenden Elektronenwolke
- Anode
  - Verbundanode: erste Schicht 90 % Wolfram und 10 % Rhenium (Glättung), zweite Schicht Molybdän (Träger); schnelle Wärmeableitung, große Wärmekapazität, lange Lebensdauer
  - CT: Anodenteller zusätzlich Graphitschicht
  - Anodenstiel aus Kupfer
- Vakuum
- Strahlenaustrittsfenster
- Filter
  - Aufhärtung und Homogenisierung der Strahlung
- Tiefenblende
  - fokusnahe Blenden absorbieren extrafokale Strahlung, fokusferne Blenden begrenzen Nutzstrahlenbündel
- Röhrenschutzgehäuse
  - Blei; Strahlenschutz, Kühlung, Hochspannungsschutz, mechanischer Schutz

▶ Kennzeichen der Röntgenröhre

- Spannung
- Brennfleck
- Brennfleckbelastbarkeit
- Anodenneigungswinkel
- Anodentellerdurchmesser
- Anodenumdrehungszahl

▶ Entstehung der Röntgenstrahlung

- Röntgenstrahlen entstehen durch Energieumwandlung
- schnelle Elektronen werden an der Anode abgebremst; dabei wird die kinetische Energie der Elektronen in Röntgenstrahlungsenergie verwandelt
- 99 % der Energie werden als Wärmeenergie abgeleitet

1. Grundlagen

- von den 1 % Röntgenstrahlung 10 % Nutzstrahlung, 90 % Streustrahlung
- Bremsstrahlung mit kontinuierlichem Spektrum, charakteristische Strahlung mit diskontinuierlichem Spektrum

▶ Eigenschaften der Röntgenstrahlung

- Schwächungseffekt
- Lumineszenzeffekt
- biologischer Effekt
- photographischer Effekt
- Ionisationseffekt
- Halbleitereffekt

▶ Hartstrahltechnik

- je kürzer die Wellenlänge, desto höher die Energie der Röntgenquanten bzw. die Durchdringungsfähigkeit (Härte) der Röntgenstrahlung
- Auswirkungen der Hartstrahltechnik
  - Abnahme des Kontrasts: geringerer Photoeffekt
  - Abnahme der Strahlenbelastung: geringere Dosisabsorption
  - Abnahme der Bewegungsunschärfe: kürzere Belichtungszeit

▶ Brennfleck

- elektronischer: Bereich, in dem die Röntgenstrahlung entsteht
- thermischer: Bereich, der von Elektronenstrahlbündel getroffen wird
- optischer: Senkrechtprojektion des elektronischen Brennflecks parallel zur Verbindungslinie Fokus-Objekt

▶ Fokus

- Mittelpunkt des Brennflecks
- Einflußfaktoren auf Fokusgröße
  - Anodenneigungswinkel
  - Größe der Heizspirale
  - Wehnelt-Zylinder

▶ Heel-Effekt

- die anodenseitige Dosisleistung im Strahlenkegel ist geringer (Anodenschatten) als die kathodenseitige
- bei Objekten mit ungleicher Dicke sollte das dickere Element kathodenseitig plaziert werden
- der Heel-Effekt macht sich bei größerem Objekt-Film-Abstand und kleinerem Kassettenformat weniger bemerkbar

▶ Elementarvorgänge der Schwächung in Abhängigkeit von der Röhrenspannung

- Photoeffekt: e- (bis 100 kV)
- klassische Streuung: gestreutes Photon (Richtungsänderung ohne Energieverlust)
- Compton-Streuung: gestreutes Photon, e- (Richtungsänderung mit Energieverlust)
- Paarbildung: e-, e+ (ab 1 MeV)
- Kernreaktionen: Proton

▶ Schwächungsgesetz

- $I = I_0 \cdot e^{-m \cdot d}$
  - I = Intensität der aus der Materie austretenden Strahlung
  - I_0 = Intensität der auf die Materie auftreffenden Strahlung
  - m = linearer Schwächungskoeffizient
  - d = Dicke der Materie

▶ Durchdringungsfähigkeit der Röntgenstrahlung

- Einflußfaktoren
  - Röhrenspannung
  - Spannungsform (Welligkeit)
  - Röhrenfilter

▶ Absorption der Röntgenstrahlung

- Einflußfaktoren
  - Stoffdicke
  - Stoffdichte
  - Ordnungszahl
  - Strahlenenergie

▶ Filmkassette

- Vorderwand
- Vorderfolie
- Film
- Hinterfolie
- Filz oder Schaumstoff
- Hinterwand mit Bleieinlage

▶ Kassettenformate

- 13/18

1. Grundlagen

- 18/24
- 20/40
- 24/30
- 30/40
- 35/35
- 35/43

▶ Verstärkerfolie

- Verstärkerfolien sind fluoreszierende Platten aus seltenen Erden
- sie werden in die Filmkassette eingeklebt und stehen in engem Kontakt mit dem Film
- sie absorbieren Röntgenstrahlung und emittieren Fluoreszenzlicht
- ihr Leuchtbild wird direkt auf den Film übertragen
- Verstärkerfolien verstärken die Wirksamkeit der Röntgenstrahlung am Röntgenfilm, tragen aber abhängig von der Foliendicke zur Bildunschärfe bei
- der Film wird zu 95 % durch Fluoreszenzlicht und nur zu 5 % durch Röntgenstrahlung geschwärzt
- die Foliendicken entsprechen den Empfindlichkeitsklassen; hochverstärkende Folien sind dicker als wenigverstärkende
- Aufbau
  - Schutzschicht
  - Fluoreszenzschicht
  - Reflexionsschicht
  - Rückschicht
- Auswirkungen bei hoher Empfindlichkeitsklasse
  - schlechte Detailerkennbarkeit
  - hohe Verstärkung
  - hohe Dosisreduzierung
  - kurze Schaltzeiten
  - starkes Quantenrauschen

▶ Röntgenfilm

- Röntgenfilme sind beidseits beschichtet (Ausnahme: Mammographie- und Zahnfilme)
- die Emulsionsschicht enthält kleine, statistisch in Gelatine verteilte Silberbromidkristalle
- sie entstehen bei der Produktion durch Reaktion von Silbernitrat mit Bromsalz in Gelatine

- in den AgBr-Kristallen sind die Silber- und Bromionen in Gitterstruktur angeordnet
- Aufbau
  - Schutzschicht
  - Emulsionsschicht
  - Haftschicht
  - Trägerschicht
  - Haftschicht
  - Emulsionsschicht
  - Schutzschicht

▶ Bildentstehung

- Elektronenphase
  - ein Bromion wird in ein Bromatom und ein Elektron gespalten; die abgespaltenen Elektronen wandern im Gitter, bis sie auf Reifekeime (Störstellen) treffen, wo sie festgehalten werden
- Ionenphase
  - die negativen Zentren, die durch die Elektronenansammlung an den Reifekeimen entstehen, ziehen die geladenen Silberionen an und entladen sie, so daß elementares Silber entsteht (Reduktion)

▶ Bildentwicklung

- die Bildentwicklung dient dazu, das latente Bild sichtbar zu machen
- die Entwicklungskeime unterbrechen die Gitterstruktur
- hier setzt der Entwickler an; in unmittelbarer Nachbarschaft erfolgt die Reduktion von Silber, dadurch entstehen sichtbare Silberkörner
- die Entwicklung verstärkt das latente Bild um das 1- bis 100millionenfache
- Entwicklungsvorgang
  - alkalische Entwicklerlösung
    - Entwickler bestehen aus Reduktionsmitteln; es werden mindestens zwei Entwicklersubstanzen verwandt, z.B. Hydrochinon und Phenidon
  - saure Fixierlösung
    - bei der Fixierung werden die nicht belichteten Silberhalogenide aus der Emulsion gelöst; dadurch werden die Röntgenbilder haltbar gemacht
    - ungenügend fixierte Bilder dunkeln nach
    - verbleiben Filme zu lange im Fixierbad, bleichen sie aus
    - treffen Entwickler- und Fixierbad zusammen, kommt es zu dichroitischen Schleiern
  - Endwässerung

1. Grundlagen

- Trocknung

▶ Optische Dichte

- dekadischer Logarithmus des Verhältnisses der einstrahlenden Lichtintensität I_0 zur vom Film durchgelassenen Lichtintensität I_1
- optische Dichte optimal im Bereich von 0,8 bis 1,2
- optische Dichtekurve
  - Schleier
    - Entwicklungsfähigkeit der Silberkörner, ohne daß diese vorher belichtet worden sind
  - Fußteil
    - Unterbelichtung
  - Mittelteil
    - Anstieg der optischen Dichtekurve bestimmt den Mittelteil (mittlerer Gradient, Gradation)
    - je steiler die Steigung, desto größer der Kontrast, desto kleiner der Belichtungsspielraum
    - Standardröntgenfilm 2,5-3,2
  - Schulterteil
    - Überbelichtung
  - Solarisationsteil

▶ Schaukästen und Alternatoren

- Helligkeit mindestens 2000 cd/m^2, hinter Röntgenfilm in mittleren Schwärzungsbereichen etwa 100 cd/m^2, mindestens 30 cd/m^2
- zusätzliche Helligkeit durch Irisblende
- homogene Ausleuchtung, Lichtabfall zum Rand maximal 30 %
- Leuchtfarbe weiß
- eingeblendetes Betrachtungsfeld zur optimalen Kontrastwahrnehmung

▶ Projektionsgesetze

- Zentralprojektion
  - Röntgenstrahlen breiten sich von einem Punkt auf dem Brennfleck geradlinig aus, sie divergieren vom Brennfleck und durchstrahlen das zu untersuchende Objekt; beim Durchtritt durch das Objekt werden sie unterschiedlich geschwächt (Strahlenbild)
- Senkrechtstrahl
  - Senkrechte von der Strahlenquelle auf die Bildebene
- Zentralstrahl
  - Gerade von der Strahlenquelle durch die Mitte des Strahlenaustrittsfensters

- Superposition
  - im Strahlengang projizieren sich zwei oder mehrere Details auf die Bildebene, erst die Aufnahme in einer anderen Ebene ermöglicht ihre Unterscheidung
- Hochkanteffekt
  - auch dünne Details werden abgebildet, wenn sie mit ihrer längsten Ausdehnung im Strahlengang verlaufen
- Vergrößerung
  - ein Detail im Strahlengang wird umso größer abgebildet, je größer sein Abstand von der Bildebene ist
  - Vergrößerungsfaktor M = Fokus-Film-Abstand FFA/Fokus-Objekt-Abstand FOA
- Isometrie
  - Details, die in derselben Ebene parallel zur Bildebene liegen, werden in demselben Vergrößerungsmaßstab wiedergegeben
- Parallaxe
  - der Winkel, unter dem zwei Details vom Fokus aus gesehen werden
    - im Drehpunkt des Objekts bewegen sich Details bei der Drehung überhaupt nicht
    - Details hinter der Drehachse bewegen sich gleichsinnig mit
    - Details vor der Drehachse bewegen sich gegensinnig mit
- Verzeichnung
  - die räumliche Ausdehnung eines Details hat eine nicht formgetreue Abbildung zur Folge
    - der bildferne Anteil des Details wird stärker vergrößert als der bildnahe
    - durch die Zentralprojektion erfahren Details mit zunehmendem Abstand vom Senkrechtstrahl eine vermehrte Verzeichnung
- Abstandsquadratgesetz
  - die Dosis der von einer Strahlenquelle ausgehenden Strahlung verringert sich mit dem Quadrat ihrer Entfernung von der Quelle

▶ Einflußfaktoren auf die Bildqualität

- Objekt
- Aufnahmeparameter
- Bildübertragungssystem

▶ Objekt

- Dicke
- Dichte

- chemische Zusammensetzung
- Kontrastmittel
- Ausgleichsfilter

▶ Aufnahmeparameter

- Bild zu dunkel: weniger mAs, weniger kV
- Bild zu hell: mehr mAs, mehr kV
- Bild grau: weniger kV
- Patient adipös: mehr kV, mehr mAs
- Erhöhung mAs: cave Bewegungsunschärfe und Strahlenbelastung
- Erhöhung kV: cave Kontrast

▶ Bildübertragungssystem

- Unschärfe
  - Bewegungsunschärfe
    - Patient
    - Röntgengerät
  - geometrische Unschärfe
    - Zunahme mit der Brennfleckgröße
    - Zunahme mit dem Objekt-Film-Abstand
    - Abnahme mit dem Fokus-Objekt-Abstand
  - Film- und Folienunschärfe
    - Größe der Körner in der Folie
    - Streueigenschaften der Schichten
    - Verteilung der Körner in der Schicht
  - es bestehen enge Beziehungen zwischen den einzelnen Unschärfeanteilen; die Unschärfeanteile sollten möglichst gleich groß sein; kein Unschärfeanteil sollte wesentlich stärker korrigiert werden als der andere
- Kontrast
  - Strahlenkontrast
    - Strahlenqualität
    - Patient
    - Streustrahlung
  - Filmkontrast
    - Filmtyp
    - Entwicklung
    - Schleier

- Rauschen
  - Folienrauschen
    - Strukturrauschen
    - Quantenrauschen
  - Filmkörnigkeit

▶ Streustrahlung

- Streustrahlung bewirkt Kontrastabnahme
- Verringerung der Streustrahlung
  - Anwendung von Streustrahlenrastern
  - Einblendung der Strahlung
  - Kompression von Weichteilen
  - Vergrößerung des Objekt-Film-Abstands

▶ Streustrahlenraster

- Streustrahlenraster sind das wichtigste Mittel zur Verringerung der Streustrahlung
- Streustrahlenraster werden immer dann eingesetzt, wenn eine hohe Detailerkennbarkeit erforderlich ist
- der Effekt des Rasters beruht auf seiner Richtwirkung; die unter anderem Winkel als die Primärstrahlung auftreffende Streustrahlung wird von den Rasterlamellen weitgehend absorbiert
- Streustrahlenraster werden zwischen Patient und Film angebracht; im Raster sind dünne, parallel verlaufende Bleilamellen (Linien) angeordnet; die meisten Raster sind fokussiert und bewegt; zwischen den Bleilamellen liegen Karbonschichten als Schachtmedium; Bleilamellen und Schachtmedium sind von einer dünnen Aluminiumhülle als Schutz umschlossen
- Streustrahlenraster führen je nach Wirksamkeit zu einer Dosiserhöhung um den Faktor 2-5
- Einflußfaktoren
  - Schachtverhältnis
  - Linienzahl
  - Selektivität
  - Rasterfokussierung
  - Blendenfaktor
- Dezentrierung des Rasters: Zentralstrahl außerhalb des Rastermittelpunkts (gleichmäßiger Dosisabfall)
- Defokussierung des Rasters: Abstand der Strahlenquelle vom Raster außerhalb der angegebenen Toleranzbreite (Dosisabfall an Randgebieten, Lamellen werden sichtbar)

1. Grundlagen

- durch Dezentrierung und Defokussierung erhöht sich die Strahlenbelastung des Patienten unnötig

▶ Bildverstärker-Fernseh-System

- Generator
  - bei DSA Hochfrequenzgenerator mit großer Wärmespeicherkapazität, kurzen Belichtungszeiten und konstanter Dosisleistung
  - Durchleuchtungsbetrieb, Serienaufnahmebetrieb
  - gepulste Durchleuchtung, kontinuierliche Durchleuchtung
- Röntgenröhre
- Patient
- Bildverstärker
  - je größer der Bildverstärker, desto geringer die Auflösung, desto geringer die Dosis
- Kamera
- Analogdigitalwandler
- Bildspeicher
- Bildprozessor
- Digitalanalogwandler
- Monitor

▶ Qualitätskriterien des Bildverstärkers

- Quantenrauschen
- Quantenwirkungsgrad
- Signal-Rausch-Verhältnis
- Modulationsübertragungsfunktion
- Konversionsfaktor
- Bildübertragungskennlinie

▶ Digitales Radiographiesystem

- bei der digitalen Radiographie ist die Bildinformation durch Zahlen repräsentiert
- dazu wird das Bild in einzelne Bildpunkte (Pixel) aufgeteilt und jedem Pixel ein Zahlenwert (Grauwert) zugeordnet
- durch die digitale Kodierung des Bildes ist es möglich, mathematische Operationen zur Bildbearbeitung einzusetzen
- Aufbau
  - Bildaufnahme
  - Analogdigitalwandler

- Bildverarbeitung
  - Digitalanalogwandler
  - Bildwiedergabe
- digitale Detektorsysteme
  - Direktdetektor
  - Selentrommel
  - Speicherfolien

▶ Möglichkeiten der Bildbearbeitung

- Kontraständerung
- Helligkeitsänderung
- Dynamikkompression
- Kantenanhebung
- Rauschreduktion
- Ausschnittsvergrößerung
- Bildsubtraktion
- Bildaddition

▶ Kennzeichen der digitalen Radiographie

- sofortige Verfügbarkeit
- schnelle Bildübertragung
- kein Bildverlust
- Möglichkeit der Bildnachbearbeitung
- verlustfreie Kopierbarkeit
- raumsparende Speicherung
- computerassistierte Diagnosesysteme

▶ Durchleuchtungsgerät

- Lagerungsplatte
- Zielgerät
  - das Zielgerät besteht aus dem Bedienungsteil, dem Rahmen zur Aufnahme des Bildverstärkers und der Kassetteneinrichtung
  - das Zielgerät ist mit der hinter der Lagerungsplatte befindlichen Röntgenröhre fest verbunden, so daß der Zentralstrahl immer in die Mitte des Bildverstärkers fällt
- Röntgenröhre
  - Unter-Tisch-Durchleuchtungsgerät
  - Ober-Tisch-Durchleuchtungsgerät

▶ Vorgänge am Durchleuchtungsgerät bei der Zielaufnahme mit Kassette

- bei der Auslösung der Aufnahme wird die Kassette aus der Parkstellung in den Strahlengang gefahren
- mit Beginn der Kassettenbewegung unterbricht ein Kontakt den Durchleuchtungsstrom; der Streustrahlenraster wird bewegt und die Anodendrehung und Röhrenheizung eingeschaltet
- erst dann wird die Aufnahme ausgelöst
- die Kassette fährt nach der Aufnahme wieder in die Parkstellung zurück, und das Gerät schaltet automatisch wieder den Durchleuchtungsstrom an

▶ Röntgentomographie

- bei der linearen Tomographie führen Röhre und Film koordinierte, gegenläufige Bewegungen durch, so daß die Bilddetails in der Schichtebene während der Bewegung immer auf dieselbe Stelle des Films projiziert werden
- die Schichttiefe am Patienten entspricht dem Abstand vom Aufnahmetisch

▶ Mammographie

- mit Mammographiegeräten werden durch energieärmere Strahlung (meist Molybdänröhren mit Molybdänfilterung) kontrastreiche Bilder gewonnen
- Strahlenspektrum der Molybdänröhre
  - zusätzlich zur Bremsstrahlung tritt charakteristische $K\alpha$- und $K\beta$-Strahlung (Linienspektren) auf; die Strahlung liegt mehr im langwelligen Bereich (0,07 nm)
  - ohne stärkere Filterung tritt die Strahlung durch ein Berylliumfenster aus der Röhre
  - ein zusätzlicher Molybdänfilter läßt die charakteristische Strahlung ohne größere Schwächung durch und filtert die langwelligen Anteile des Bremsspektrums weg
- andere Anoden-Filter-Kombinationen (z.B. Wolfram-Molybdän, Molybdän-Rhodium, Wolfram-Rhodium, Rhodium-Rhodium) eignen sich insbesondere für die kontrastreiche und dosissparende Abbildung der röntgendichten und mastopathischen Brust

▶ Kennzeichen der digitalen Subtraktionsangiographie im Vergleich zur konventionellen Blattfilmangiographie

- Ortsauflösung niedriger
- Kontrastauflösung höher

- Artefaktanfälligkeit höher
- Kontrastmittelmenge niedriger
- Real time
- Road map
- Bildnachverarbeitung
- Speicherungsmöglichkeit

▶ Computertomographie

- Lagerungstisch
- Gantry
  - Lichtvisier
  - Röntgenröhre
  - Detektoren
  - Hochfrequenzgenerator
- Rechner
- Bedienpult
  - Steuerungseinheit
  - Auswerteeinheit
- Bildwiedergabeeinrichtungen
- Speicher

▶ CT-Prinzipien

- je größer die Schichtdicke ist, desto eher ist mit dem Auftreten von Partialvolumeneffekten zu rechnen
- je kleiner die Schichtdicke ist, desto schlechter wird das Signal-Rausch-Verhältnis
- je größer die Dosis ist, desto besser wird das Signal-Rausch-Verhältnis

▶ Kennzeichen der Spiral-CT im Vergleich zur Inkremental-CT

- lückenlose Volumendarstellung
- weniger Atemartefakte
- kürzere Untersuchungszeit
- beliebige Rekonstruktionsmöglichkeiten
- optimale Kontrastmittelausnutzung

▶ Kennzeichen der Mehrschicht-Spiral-CT im Vergleich zur Einschicht-Spiral-CT

- Prinzip
  - simultane Akquisition von bis zu vier Schichten durch mehrzeilige Detektorsysteme
  - je weiter außen die Detektorzeile liegt, desto größer wird der Fächeröffnungswinkel, um den die Meßstrahlen gegen eine auf der z-Achse senkrecht stehende Ebene geneigt sind
  - Divergenz des Strahlenbündels, Zunahme der Schichtverschmierung
  - enge Schichtkollimation bei hohem Pitch liefert bessere Resultate als weite Schichtkollimation bei niedrigem Pitch
- Detektorkonstruktionsprinzipien
  - Adaptive-array-Detektor
    - Prinzip: Detektorelemente unterschiedlicher Größe
    - kollimierte Schichtdicken: 2x0,5 mm, 4x1 mm, 4x2,5 mm, 4x5 mm, 2x8 mm
  - Fixed-array-Detektor
    - Prinzip: Detektorelemente gleicher Größe
    - kollimierte Schichtdicken: 4x1,25 mm, 4x2,5 mm, 4x3,75 mm, 4x5 mm
- Vorteile
  - größeres Untersuchungsvolumen bei gegebener Untersuchungsdauer ("Large volume")
  - kürzere Untersuchungsdauer bei gegebenem Untersuchungsvolumen ("Rapid acquisition")
  - Verbesserung der axialen Auflösung durch Verringerung der kollimierten Schichtdicke, hochwertige Ausgangsdatensätze für dreidimensionale Bildnachverarbeitung ("High resolution")
  - bessere Röhrennutzung
  - geringere Kontrastmittelmenge
  - höhere Effizienz

▶ CT-Bilddarstellung

- zweidimensionale Darstellung
  - multiplanare Reformatierungen (Multiplanar reformations)
- dreidimensionale Darstellung
  - Oberflächendarstellung (Shaded surface display)
  - Projektionsdarstellung (Maximum intensity projection)
  - Volumendarstellung (Perspective volume rendering)

▶ CT-Artefakte

- verfahrensbedingt
  - Partialvolumenartefakte
  - Extrafokalstrahlung
  - Streustrahlung
- patientenbedingt
  - Bewegungsartefakte
- gerätebedingt
  - Ringartefakte

▶ Magnetresonanztomographie

- Magnet
- Shimsystem (Homogenität)
- Gradientensystem (Ortsauflösung)
- Hochfrequenzsystem (Pulsanregung)
- Rechner

▶ Typische MR-Kontraindikationen

- Herzschrittmacher
- manche Herzklappen
- röntgendichte Metallsplitter
- intrakranielle Clips
- ferromagnetische Implantate
- temporäre Kavafilter
- manche Prothesen
- erstes Trimenon
- Kochleaimplantate
- Einstellung magnetisch programmierbarer Liquorventile nach Untersuchung überprüfen
- Clips außerhalb des Schädels in der Regel sicher, wenn Operation mehr als drei Monate zurückliegt

▶ MR-Terminologie und -Sequenzen

- 2D-Messung
  - Anregung schichtselektiv (jede Schicht einzeln)
  - Meßzeit 2D = Repetitionszeit x Matrix x Akquisitionen
- 3D-Messung
  - Anregung volumenselektiv (alle Schichten gleichzeitig)

- 3D-Volumen heißt Slab, einzelne Schichten des Slabs heißen Partitionen
- Meßzeit 3D = Meßzeit 2D x Partitionen = Repetitionszeit x Matrix x Akquisitionen x Partitionen
- Anwendung, wenn ein guter Kontrast bei höchster Auflösung in allen drei Raumrichtungen gefordert ist, z.B. um Partialvolumeneffekte zu reduzieren, bei der MRA oder um Sekundärrekonstruktionen anzufertigen
- Vorteil
  - Empfangssignal nicht von Dicke der einzelnen Partition abhängig, denn Signal ist Summensignal des gesamten Slabs
  - keine Minderung der Bildqualität durch teilweise Sättigung der Nachbarschichten, denn gesamter Slab wird ohne Rücksicht auf einzelne Partitionen angeregt
  - Sekundärrekonstruktionen möglich; je dünner die Partitionen, desto besser die Auflösung
- CHESS
  - Chemical shift selective saturation
  - frequenzselektive Fettsuppression
- CISS
  - Constructive interference steady state
- diffusionsgewichtete MRT
  - Messung der mikroskopischen Zufallsbewegung von Wassermolekülen
- Doppelecho
  - kurzes Echo (PDw), langes Echo (T2w)
- EPI
  - Echo planar imaging
  - multiple GE nach einer Anregung, oft alle Rohdaten in einem Pulszug
  - durch kurze Meßzeit für 3D-Messungen geeignet
  - Vorteil
    - extrem kurze Meßzeit (< 50 ms pro Bild)
    - Quantifizierung physiologischer Parameter (Hirnfunktion, Diffusion, Perfusion)
  - Nachteil
    - starker Einfluß von Feldinhomogenitäten
    - starker Einfluß von Suszeptibilitätsartefakten
- FLAIR/Turbo-FLAIR
  - Fluid attenuated inversion recovery

- SE/TSE mit vorgeschaltetem 180°-Inversionspuls zur relaxationszeitabhängigen Liquorsuppression
- sensitiver Nachweis von Hirnläsionen (White matter lesions) und frischen Blutungen (Subarachnoidalblutung, Myeloneinblutung)
- funktionelle MRT
  - Registrierung der lokalen Änderung der Gehirndurchblutung nach gezielter Stimulation, hieraus Lokalisierung von Gehirnfunktionen
- GE
  - neben TR und TE werden noch Größe und Dauer des HF-Anregungspulses genutzt
  - FLASH (FFE, Spoiled GRASS) als universellste GE
  - Vorteil
    - kurze Meßzeit
    - wenig Bewegungsartefakte
    - Sensitivität gegenüber Suszeptibilitätsartefakten (Nachweis von Blutungen, Verkalkungen)
    - 3D-Messungen höchster Auflösung
  - Nachteil
    - nur T2*-Kontrast (kein 180°-Rephasierungspuls)
    - Suszeptibilitätsartefakte
  - Meßzeitverkürzung
    - Verkürzung der Meßzeit durch Verringerung von TR, dann allerdings zunehmende Sättigungseffekte mit abnehmendem Signal
    - wenn bestimmte Gewichtung bei verkürztem TR beibehalten werden soll, muß Anregungswinkel alpha verringert werden, um Sättigungseffekte zu vermindern
    - Verringerung von alpha führt zur Abnahme des Signals, Erhöhung der Akquisitionen kompensiert Verlust der Bildqualität bei Zunahme der Meßzeit
  - T2*w-FLASH
    - Signal-Rausch-Verhältnis erreicht bei T2*w-FLASH (vor allem bei kleinem TR und kleinem alpha) nicht die Qualität von T2w, Erhöhung der Akquisitionen kompensiert Verlust der Bildqualität bei Zunahme der Meßzeit
    - TE nicht über 30 ms (Zunahme der Suszeptibilitätsartefakte), bei Blutungsnachweis TE 50 ms oder länger sinnvoll
    - typische Sequenzparameter für T2*w-3D-FLASH: TR 40-60 ms, TE 12-20 ms, alpha 5-15 Grad
  - T1w-FLASH
    - Darstellung der Kontrastmittelanflutung, schnelle Messungen bei unruhigen Patienten, Verstärkung von T1-Kontrasten

- typische Sequenzparameter für T1w-3D-FLASH: TR 20-50 ms, TE 4-10 ms, alpha 25-50 Grad
- alpha generell höher als bei T2*w-FLASH
- HASTE
  - Half Fourier single shot turbo spin echo
  - sehr schnelle TSE, bei der eine 90°-Anregung ausreicht, um alle Rohdatenzeilen für ein Bild zu erhalten (sehr langer Echozug)
  - TR - wie bei allen Single shot-Sequenzen - "unendlich" lang
- In phase-GE-Sequenzen
  - Signal von Wasser- und Fettprotonen
- IR
  - Inversion recovery
  - SE mit vorgeschaltetem 180°-Inversionspuls
  - durch lange Meßzeit nicht für 3D-Messungen geeignet
- K-Raum
  - Rohdatenspeicher, in den die detektierten und digitalisierten Daten geschrieben werden
  - Informationen zur Grobstruktur des Objekts im Zentrum, zur Feinstruktur in der Peripherie des K-Raums
- MTC
  - Magnetization transfer contrast
  - durch zusätzlichen Puls wird an Makromoleküle gebundenes Wasser abgesättigt
  - geringe Meßzeitverlängerung
  - bessere Nachweisbarkeit von Gefäßstrukturen, kontrastmittelanreichernden Prozessen und Knorpelläsionen durch Unterdrückung des Hintergrundsignals
  - MRA ist wichtiger Anwendungsbereich
- Opposed phase-GE-Sequenzen
  - Differenz des Signals von Wasser- und Fettprotonen
- PDw
  - TR 1800-3000 ms, TE < 20 ms
  - Gewebe mit hoher PD hell, Gewebe mit geringer PD dunkel
- perfusionsgewichtete MRT
  - aus der Stärke der Signalabsenkung nach Gadoliniumgabe (First pass) Bestimmung der relativen Konzentration des Kontrastmittels im Gehirn, hieraus Bestimmung des relativen zerebralen Blutvolumens und hieraus, über die relative mittlere Transitzeit, Bestimmung der zerebralen Perfusion

- RARE
  - Rapid acquisition with relaxation enhancement
  - SE mit mehreren 180°-Pulsen, pro Echo eine Rohdatenzeile
- Rechteck-FOV
  - verkürzt Meßzeit
  - verschlechtert Signal-Rausch-Verhältnis
- SE
  - 90°-Puls: Umklappen in die Transversalebene, 180°-Puls: Rephasierung durch Echoeffekt
  - durch lange Meßzeit nicht für 3D-Messungen geeignet
  - Vorteil
    - wenig Inhomogenitätseffekte
    - wenig Suszeptibilitätsartefakte
    - starker T2-Kontrast möglich
  - Nachteil
    - lange Meßzeit
- Sequenzbaum
  - ausgehend vom K-Raum
  - besteht aus Spinecho, schnellen Spinecho, Gradientenecho und ultraschneller Bildgebung
- Single shot
  - eine Anregung ausreichend, um alle Rohdaten für ein Bild zu erhalten
  - TR "unendlich" lang
- Spektroskopie
  - nichtinvasive Untersuchung von Stoffwechselprozessen
  - Identifizierung von Ausgangs- und Abbauprodukten anhand ihrer Resonanzfrequenz
  - Bestimmung der Menge einer Substanz in einem Volumenelement anhand der Größe des Peaks
- SPIR
  - Spectral presaturation with inversion recovery
  - frequenzselektive Fettsuppression
- STIR
  - Short tau inversion recovery
  - relaxationszeitabhängige Fettsuppression
  - nur als T2w, da bei T1w nach KM Fettsignal und Kontrastmittelsignal unterdrückt werden
  - Muskulatur: Differenzierung von Fett und Blut

1. Grundlagen

- Knochenmark: Differenzierung von Fettmark (signalfrei), Hämatopoesemark (signalarm) und Läsionen (signalreich)
- Suszeptibilitätsartefakte
  - Feldstörungen an Grenzflächen von Geweben mit stark unterschiedlicher Magnetisierbarkeit
  - Folge ist Signalverlust
- T1w-SE
  - TR < 700 ms, TE < 20 ms
  - Gewebe mit langer T1-Zeit dunkel, Gewebe mit kurzer T1-Zeit hell
  - Vorteil
    - gute Darstellung der anatomischen Strukturen
    - geeignete Sequenz für kontrastmittelverstärkte Untersuchung
    - wenig Artefakte
    - kurze Meßzeit
  - Nachteil
    - schlechte Darstellung pathologischer Strukturen
    - geringe Schichtzahl
- T2w-SE
  - TR 1800-3000 ms, TE 80-120 ms
  - Gewebe mit langer T2-Zeit hell, Gewebe mit kurzer T2-Zeit dunkel
  - Vorteil
    - gute Darstellung pathologischer Strukturen
    - hohe Schichtzahl
  - Nachteil
    - mehr Artefakte
    - lange Meßzeit
- T2*w-GE
  - effektive T2-Relaxationszeit
  - Nachweis von Kalk und Hämosiderin
  - eingeschränkte Bildqualität durch Artefakte an der Grenze zu pneumatisierten Schädelabschnitten oder metallischen Fremdkörpern
- TE
  - Echozeit
  - Zeit zwischen Anregung und Mitte der Signalauslesung
- TGSE
  - Turbo gradient spin echo
  - Aufnahme von Spinechos und Gradientenechos in einem Meßdurchgang
  - kürzere Meßzeit als bei TSE

- 3D-Messungen mit wirklichem T2-Kontrast
- Kontraste ähnlich SE
- TI
  - Inversionszeit
  - Zeit zwischen Inversionspuls und SE/TSE
- TIR
  - Turbo inversion recovery
  - TSE mit vorgeschaltetem 180°-Inversionspuls
  - Fettsuppression durch TI 150-200 ms, Liquorsuppression durch TI 2000-2400 ms
- TIRM
  - Turbo inversion recovery magnitude
  - Absolutbild einer TIR-Sequenz
- TONE
  - Tilted optimized non-saturated excitation
  - homogene Signalverteilung des Gefäßes im dargestellten Volumen durch Variation des Anregungswinkels entlang einer Blutflußrichtung
- TR
  - Repetitionszeit
  - Abstand zwischen zwei aufeinanderfolgenden Anregungspulsen
- TSE
  - Turbo spin echo
  - Zusammenlegen vieler Spinechos unterschiedlicher Echozeit in einem Rohdatensatz (Echozug)
  - Meßzeit TSE = Meßzeit SE/Turbofaktor = (Repetitionszeit x Matrix x Akquisitionen)/Turbofaktor
  - Turbofaktor als Anzahl der Echos, die pro Anregung in einen Rohdatensatz geschrieben werden (bei T1w und PDw 3-5, bei T2w bis 128)
  - in der Mitte des Rohdatensatzes gelegene Echos bestimmen die Stärke des T2-Kontrasts und TE_{eff}, in der Peripherie gelegene Echos die Detailauflösung
  - durch kurze Meßzeit für 3D-Messungen geeignet
  - Kontraste ähnlich SE
  - Vorteil
    - kürzere Meßzeit
    - besseres Signal-Rausch-Verhältnis oder höhere Auflösung bei gleicher Meßzeit
    - weniger Suszeptibilitätsartefakte

- Nachteil
  - starkes Fettsignal
  - weniger Schichten pro TR
- UTSE
  - Ultrashort turbo spin echo
  - TSE-Pulsfolge mit besonders kurzem Echoabstand, d.h. Abstand zwischen je zwei refokussierenden 180°-Pulsen

▶ MR-Artefakte

- Bewegungs- und Flußartefakte
  - Auftreten in Phasenkodierrichtung
  - Abhilfe:
  - Vertauschen der Ortskodierrichtungen
    - bei axialen Schädeluntersuchungen Ortskodierung so, daß Artefakte durch Augenbewegungen nach links und rechts laufen und nicht von dorsal nach ventral (Frequenzkodierrichtung dorsal-ventral, Phasenkodierrichtung rechts-links)
  - Einsatz von Präsaturationsschichten
    - Präsaturationsschichten zerstören das Signal der in ihrem Schichtvolumen liegenden Protonen
  - Bewegungskompensation
    - Bewegungskompensation modifiziert die Ortskodierung so, daß sie unempfindlich gegenüber Protonenbewegung ist
    - Verringerung vor allem der Blutfluß- und Liquorpulsationsartefakte
  - Akquisitionserhöhung
    - mehrfache Messung und Mittelung jeder Rohdatenzeile mit der gleichen Ortskodierung
    - besseres Signal-Rausch-Verhältnis, aber längere Meßzeit
- Überfaltungsartefakte
  - durch Objekte, die außerhalb des FOV, aber innerhalb der Empfangsspule liegen (Ortskodierung nur innerhalb des FOV eindeutig)
  - immer auf der dem überfaltenden Objekt gegenüberliegenden Bildseite
  - Abhilfe:
  - Vergrößerung des FOV
    - wird Matrix in gleichem Maße wie FOV erhöht, verringert sich die Auflösung nicht
  - Oversampling in Frequenz- und Phasenkodierrichtung
    - der Bereich, in dem die Ortskodierung erfolgt, wird auch auf das Volumen außerhalb des FOV ausgedehnt
  - Einsatz von Präsaturationsschichten

- Chemical shift-Artefakte
  - durch unterschiedliche Präzessionsfrequenzen der Fett- und Wasserprotonen im Magnetfeld
  - Fehlkodierung, Fettbild und Wasserbild um einige Bildpunkte gegeneinander verschoben, Verschiebung immer in Frequenzkodierrichtung
  - Abhilfe:
  - Vergrößerung der Bandbreite der Sequenz
  - Vertauschen der Frequenz- und Phasenkodierrichtung
  - Fettsuppression
  - IR-Sequenzen
- Auslöschungs- und Verzerrungsartefakte
  - durch starke lokale Inhomogenität des Magnetfelds
  - Abhilfe:
  - Verwendung von SE statt GE
  - kleinere Voxelgröße
  - Vergrößerung der Bandbreite der Sequenz
- Kantenartefakte
  - an Übergängen von Geweben mit stark unterschiedlichem Signal als periodische Oszillationen
  - Abhilfe:
  - kleinere Voxelgröße (kleineres FOV bei gleicher Matrix oder höhere Matrix bei gleichem FOV)
  - Rohdatenfilter

▶ MR-Untersuchungsparameter

Parameter	Meßzeit	räumliche Auflösung	Signal-Rausch-Verhältnis
Vergrößerung der Schichtdicke	↔	↓	↑
Vergrößerung des FOV	↔	↓	↑
Verwendung eines rechteckigen FOV	↓	↔	↓
Vergrößerung der Matrix	↑	↑	↓
Verwendung einer asymmetrischen Matrix	↓	↓	↑
Oversampling in Phasenkodierrichtung	↑	↔	↑

▶ MR-Angiographie

- Gefäßdarstellung ohne Kontrastmittel oder nach intravenöser Kontrastmittelapplikation
- MRA-Signale beruhen auf Relaxationszeiten und auf Flußphänomenen
- tomographischer Datensatz besteht aus vielen Einzelschichten
- rechnergestützte Nachverarbeitung
- TOF
  - Time of flight
  - Signalverstärkung innerhalb des Gefäßes durch Schichteintrittsphänomene
  - Turbulenzen führen zu Signalabnahme
  - Ergebnis abhängig von Blutflußgeschwindigkeit
  - günstig bei schnellem Blutfluß
  - bevorzugte Abbildungsebene senkrecht zum Gefäßverlauf
  - Sättigungseffekt bei langsamem Blutfluß oder Gefäßverlauf in der Abbildungsebene
  - Subtraktionstechnik möglich
  - kleines Abbildungsfeld
  - selektive Darstellung von Arterien/Venen durch ortsselektive Präsaturationspulse
  - eine Messung für komplettes Angiogramm in drei Raumrichtungen
- PC
  - Phase contrast
  - flußkodierte Gradienten registrieren bewegungsbedingte Phasenverschiebungen
  - Geschwindigkeitsbereich muß für die Sequenz vorher festgelegt werden (VENC, Velocity encoding)
  - günstig bei langsamem Blutfluß
  - Flußkodierung in mehreren Raumebenen möglich, dann keine bevorzugte Abbildungsebene
  - immer Subtraktionstechnik
  - höherer Zeitbedarf als bei TOF
  - zur Flußmessung geeignet
  - selektive Darstellung von Arterien/Venen durch geeignete VENC-Wahl
  - vier Messungen für komplettes Angiogramm in drei Raumrichtungen
- 2D
  - schlechtere Auflösung
  - verstärkte Dephasierung bei Turbulenzen
  - erhöhte In plane-Sättigung

- 3D
  - gute Auflösung
  - Sättigungsproblematik in allen Ebenen
  - Verringerung von Sättigungseffekten und Erhöhung des Flußsignals bei TOF
    - MOTSA (Multiple overlapped thin slice acquisition)
    - TONE (Tilted optimized non-saturated excitation)
    - Erhöhung der Relaxationszeit
    - Verringerung des Flipwinkels
    - Kontrastmittelgabe
- CE-MRA
  - Contrast enhanced-MRA
  - ultraschnelle 3D-Sequenzen (in einer Atemanhaltephase)
  - intravenöser Kontrastmittelbolus
  - Bildgebung zeitlich koordiniert mit arterieller Kontrastmittelpassage (vor venösem Rückfluß)
  - großes Abbildungsfeld
  - selektive Darstellung von Arterien/Venen durch Zeitablauf des Kontrastmittelbolus (nach vorherigem Testbolus)

▶ Gefäßdarstellung bei der MR-Angiographie

- SE-Sequenzen: Gefäße meist signalfrei
- GE-Sequenzen: Gefäße meist signalreich, selektiv
- PC: Gefäße signalreich, selektiv, Flußrichtung
- TOF: FISP (Fast imaging with steady precession) schneller Blutfluß; FLASH (Fast low angle shot) langsamer Blutfluß

▶ MRA-Phänomene und -Artefakte

- paradoxes Enhancement
  - in der untersten Schicht eines Blocks erscheint das fließende Blut signalreich, da laufend frische, ungesättigte Spins in die Bildebene nachgeschoben werden
  - bei laminarem Flußprofil ist die Flußgeschwindigkeit in Gefäßmitte am größten, daher im Zentrum des Gefäßes Flow void, in der Peripherie paradoxes Enhancement
- Flow displacement
  - räumliche Fehlregistrierung, daher Arterien dunkel, signalreiches Blut disloziert neben eigentlichem Gefäß

1. Grundlagen

- Geistartefakt
  - durch den pulsatilen Fluß akquirieren die Spins je nach Geschwindigkeit Phasenshifts, und es kommt zu einer räumlichen Fehlregistrierung entlang der Phasenkodierachse
  - Vortäuschung von Organläsionen möglich
  - Abhilfe:
  - Vertauschen der Frequenz- und Phasenkodierrichtung
  - Einsatz von Präsaturationsschichten
- Bolus tracking
  - in der Zeitspanne zwischen Vorsättigungspuls und Datenakquisition bewegen sich signalreiche Protonen in den Vorsättigungsstreifen hinein und signalarme Protonen hinaus

▶ Sonographie

- Impuls-Echo-Verfahren
- Piezoelemente sind Sender und Empfänger der Schallwellen
  - Zeitabstand zwischen Sendung und Empfang des Echos ist proportional zum Abstand zwischen Schallkopf und Reflektor
- üblicher Frequenzbereich 2-13 MHz
- Ultraschallimpuls: Transmission, Reflexion, Absorption
- Schallfeld: Nahfeld, Fokusbereich, Fernfeld
- Auflösungsvermögen: axial, lateral
- Abbildungsverfahren: A-Mode, B-Mode
- Scanverfahren: Linearscan, Sektorscan, Konvexscan
- Signalverarbeitung: Gesamtverstärkung, Tiefenausgleich, Dynamikumfang
- Harmonic imaging
  - isoliert man die nichtlinearen Echoanteile von der eingeschallten Grundfrequenz, so entsteht ein Ultraschallbild, das einen höheren Kontrastinhalt, geringeres Rauschen sowie eine höhere Auflösung beinhaltet

▶ Sono-Artefakte

- Schallschatten
  - an einer akustischen Grenzfläche wird auf Grund des hohen Impedanzsprungs ein Großteil des Schallimpulses reflektiert, der Rest absorbiert; hinter einem hellen Schallreflex zeigt sich ein echofreier Bereich
- Schallverstärkung
  - der Ultraschall wird in liquiden oder semiliquiden Strukturen nur gering abgeschwächt; gegenüber dem benachbarten Gewebe gleicher Tiefe erscheint das hinter diesen Arealen liegende Gewebe schallverstärkt

- Zystenrandschatten
  - der Ultraschall wird bei tangentialem Auftreffen auf eine Zystenwand reflektiert und gebrochen
- Spiegelartefakt
  - Prozesse, die vor einer stark reflektierenden Grenzfläche liegen, werden hinter der Grenzfläche nochmals abgebildet; das virtuelle Bild entspricht in Struktur und Echogenität dem realen Bild
- Wiederholungsartefakt
  - der Schallimpuls kann zwischen stark reflektierenden Grenzflächen mehrmals hin- und herlaufen; die Echos werden nach zweifacher, dreifacher, vierfacher Laufzeit am Schallkopf teilweise aufgenommen, teilweise reflektiert und in zweifacher, dreifacher, vierfacher Entfernung wieder abgebildet
- Schichtdickenartefakt
  - diese Artefakte entstehen an gebogenen Grenzflächen zwischen liquiden und soliden Strukturen; sie imponieren als Saum feiner Echos innerhalb der ersten und letzten Millimeter des flüssigkeitsgefüllten Hohlraums

▶ Dopplersonographie

- Berechnung der Frequenzverschiebung, d.h. der Differenz zwischen der Sendefrequenz und der von bewegten Objekten (Blut) reflektierten Frequenz
- verwertbare Dopplerwinkel zwischen Schallstrahl und Gefäßachse zwischen 10° und 60°
- Spektraldoppler (CW, PW), Farbdoppler
- Dopplerspektrum
  - Vmax, Vmode, Vmin
  - positiver Fluß (auf Schallkopf zu, oberhalb der Nullinie), negativer Fluß (von Schallkopf weg, unterhalb der Nullinie)
  - Low resistance vessel (ausschließlich Vorwärtsfluß), High resistance vessel (meist frühdiastolischer Rückfluß, geringer enddiastolischer Vorwärtsfluß)
  - Messung hoher Flußgeschwindigkeit erfordert niedrige Sendefrequenz
  - Resistenzindex
    - Indikator für den Gefäßwiderstand distal der Meßstelle
    - Resistenzindex auch bestimmt durch Blutviskosität, Gefäßdurchmesser, Gefäßelastizität, Flußgeschwindigkeit, Herzrhythmus
    - Anwendung: fetale Gefäße, Karotiden, parenchymatöse Organe

- Pulsatilitätsindex
  - Indikator für den Gefäßwiderstand distal der Meßstelle und die Gefäßelastizität
  - Pulsatilitätsindex auch bestimmt durch Blutviskosität, Gefäßdurchmesser, Flußgeschwindigkeit, Herzrhythmus
  - Anwendung: fetale Gefäße, Karotiden, parenchymatöse Organe
- Powerdoppler
  - phasenunabhängige Aufaddition aller Doppleramplituden
  - keine Informationen über Flußrichtung und -geschwindigkeit
  - monochromatische Farbskala
  - Vorteil
    - geringvolumige Flüsse
    - tiefliegende Gefäße
    - Gewebeperfusion
    - Tumorvaskularisation
  - Nachteil
    - Empfindlichkeit gegenüber Bewegungsartefakten
    - artefizielle Abbildung von Flußsignalen an Grenzflächen mit hohen Impedanzsprüngen

▶ Kontrastmittel

- Röntgenkontrastmittel
  - negative: Luft, Kohlendioxid
  - positive: wasserlösliche (nephrotrope, hepatotrope), wasserunlösliche (bariumhaltige, ölhaltige)
  - physikochemische Eigenschaften wasserlöslicher Kontrastmittel
    - Jodgehalt
    - Viskosität
    - Osmolalität
    - Molekülstruktur
  - nephrotrope Kontrastmittel
    - organische Verbindungen der Trijodbenzoesäure
    - Grundstruktur durch Benzolring; Kontrastgebung durch Jodatome; Beeinflussung der Hydrophilie, Verminderung der Toxizität und Beeinflussung der Ausscheidung durch organische Reste
    - Jodgehalt wird angegeben als 150 mg/ml (= 30 %iges KM), 300 mg/ml (= 60 %iges KM), 370 mg/ml (= 74 %iges KM)
    - maximale Dosierung etwa 4 ml/kg KG 60 %iges KM
    - selektive glomeruläre Filtration, bei eingeschränkter Nierenfunktion auch heterotope Elimination

- Kohlendioxid als Kontrastmittel in der Angiographie
  - Vorteile: fehlende Toxizität, keine allergischen Reaktionen, niedrige Viskosität
  - Nachteile: schwierige Injektion, unsichere Nebenwirkungen bei Insufflation des zerebralen Kreislaufs, häufiger Schmerzsensationen
- MR-Kontrastmittel
  - positive: T1-Verkürzung, Signalintensitätserhöhung hervorrufend
  - negative: T2-Verkürzung, Signalintensitätsverminderung hervorrufend
  - extrazelluläre
    - Gadoliniumkonzentration 0,5 mol/L (z.B. Magnevist, ProHance, Omniscan)
    - Gadoliniumkonzentration 1 mol/L (z.B. Gadovist) für Perfusionsuntersuchungen, CE-MRA
    - Standarddosis Magnevist 0,1 mmol/kg (0,2 mL/kg); doppelte (bis dreifache) Dosis z.B. bei Perfusionsuntersuchungen, zerebralen Raumforderungen, multipler Sklerose, CE-MRA; halbe Dosis z.B. bei Hypophysenadenomen
  - organ- bzw. gewebespezifische
    - Hepatozyten-spezifische (z.B. MultiHance, Teslascan)
    - RES-spezifische (z.B. Resovist, Endorem)
    - lymphspezifische (z.B. Sinerem)
  - gastrointestinale
    - positive (z.B. Magnevist enteral)
    - negative (z.B. Abdoscan, Lumirem)
  - intravasale
- Ultraschallkontrastmittel
  - mikrobläschenhaltige Flüssigkeiten
  - gasgefüllte Mikrohohlkugeln
  - mikrobläschenhaltige Suspensionen

▶ Qualitätssicherung

- Aspekte der Qualitätssicherung
  - Röntgenfilm
  - Filmverarbeitung
  - Aufnahmesystem
  - Bildprojektion
- Montage einer Röntgenanlage durch Hersteller, Abnahmeprüfung durch Hersteller, Sachverständigenprüfung durch TÜV/Dekra, Konstanzprüfung durch Betreiber, Kontrolle der Konstanzprüfung durch Ärztliche Stelle Röntgen (ÄK/KÄV)

1. Grundlagen

- Sensitometer: Gerät zur Aufbelichtung unterschiedlicher Lichtmengen auf den zu prüfenden Film
- Densitometer: Gerät zur Messung der optischen Dichte eines Röntgenfilms; zur Überprüfung der Filmverarbeitung zunächst Stufenkeil mit Sensitometer aufbelichten, dann Prüffilm entwickeln und schließlich optische Dichte mit Densitometer messen
- Prüfung der Filmverarbeitung nach DIN täglich, nach RöV arbeitstäglich, mindestens wöchentlich; Konstanzprüfung monatlich
  - Prüfpunkte bei Filmverarbeitung
    - Schleier
    - Empfindlichkeitsindex
    - Kontrastindex
  - Prüfpunkte bei Konstanzprüfung
    - optische Dichte
    - Dosis
    - Nutzstrahlenfeld
    - Zentrierung

▶ Empfehlungen der Bundesärztekammer für die Röntgendiagnostik

- Thorax: EK 400, 125 kV, Raster r 12, FFA 180 cm
  - Thorax bei Säuglingen und Kleinkindern ohne Raster
- proximale Extremitäten: EK 400, 60-75 kV, Raster r 8, FFA 115 cm
- distale Extremitäten: EK 200, 45-60 kV, kein Raster, FFA 105 cm
- Mammographie: EK 25, 25-35 kV, Raster r 4, FFA > 55 cm

▶ Dosisbegriffe

- Ionendosis C/kg
- Energiedosis J/kg = Gy
- Äquivalentdosis J/kg = Sv
  - die Äquivalentdosis entspricht der Energiedosis, multipliziert mit dem dimensionslosen Bewertungsfaktor q (1 bei Elektronen, Positronen, Gammastrahlen, Röntgenstrahlen; 2-20 bei schweren Teilchen, Neutronen)

▶ Effektivdosen ausgewählter Röntgenuntersuchungen bei Erwachsenen

- Thorax pa: 0,02 mSv
- Thorax seitlich: 0,04 mSv
- Abdomen ap: 0,7 mSv

- LWS ap: 0,7 mSv
- LWS seitlich: 0,3 mSv
- Becken ap: 0,7 mSv
- CT Kopf: 2 mSv
- CT Thorax: 8 mSv
- CT Abdomen: 10 mSv
- CT Becken: 10 mSv

▶ Jährliche Strahlenexposition der Bevölkerung

- natürliche Strahlenexposition: ca. 2,4 mSv
  - kosmische Strahlung: ca. 0,3 mSv
  - terrestrische Strahlung: ca. 0,4 mSv
  - inkorporierte natürlich radioaktive Stoffe: ca. 0,3 mSv
  - inhaliertes Radon in Wohnungen: ca. 1,4 mSv
- zivilisatorische Strahlenexposition: ca. 1,6 mSv
  - Anwendung radioaktiver Stoffe und ionisierender Strahlen in der Medizin: ca. 1,5 mSv
  - andere: ca. 0,1 mSv
- gesamte Strahlenexposition: ca. 4,0 mSv

▶ Strahlenrisiken

- deterministische Strahlenschäden
  - Ursache: Zellabtötung
  - Frühschäden: Erythem, akute Strahlenkrankheit
  - teratogene Effekte: Bestrahlung während Schwangerschaft
  - Spätschäden: Linsentrübung, fibrotische Gewebsveränderungen
- stochastische Strahlenschäden
  - Ursache: Zellveränderung
  - Krebserkrankungen: Transformation
  - Erbschäden: Mutation

▶ Strahlenschutzbereiche

- kein Strahlenschutzbereich: < 1 mSv/a
- Überwachungsbereich: > 1 mSv/a
- Kontrollbereich: > 6 mSv/a
- Sperrbereich: > 3 mSv/h

▶ Strahlenschutz

- vier A's
  - Aktivität
  - Abstand
  - Abschirmung
  - Aufenthaltsdauer
- Strahlenschutzverantwortlicher ist, wer eine Röntgeneinrichtung betreibt
- der Strahlenschutzverantwortliche bestellt den Strahlenschutzbeauftragten, der fachkundig sein muß
- die Fachkunde muß in mindestens fünfjährigen Abständen aktualisiert werden
- der Strahlenschutzverantwortliche ist verpflichtet, eine Strahlenschutzanweisung zu erlassen, in der die in dem Betrieb zu beachtenden Strahlenschutzmaßnahmen aufgeführt sind
- sämtliche Personen, die in Kontroll- und Sperrbereichen tätig sind, sind vor Beginn der Tätigkeit und dann mindestens einmal jährlich zu unterweisen
- Kategorien beruflich strahlenexponierter Personen
  - Kategorie A: effektive Dosis im Kalenderjahr > 6 mSv
  - Kategorie B: effektive Dosis im Kalenderjahr > 1 mSv und < 6 mSv
  - Grenzwert von 20 mSv/a für beide Personengruppen
  - Eingangsuntersuchung und jährliche Wiederholungsuntersuchung für Personen der Kategorie A
- die Aufzeichnungen der Messungen sind so lange aufzubewahren, bis die überwachte Person das 75. Lebensjahr vollendet hat oder vollendet hätte, mindestens jedoch 30 Jahre nach Beendigung der jeweiligen Beschäftigung; sie sind spätestens 95 Jahre nach der Geburt der betroffenen Person zu löschen
- Aufzeichnungen über Röntgenuntersuchungen sind 10 Jahre (Berufsgenossenschaften 30 Jahre), über Strahlentherapien 30 Jahre lang aufzubewahren

▶ Strahlenschutz in der Röntgendiagnostik

- Röhrenspannung
- Einblendung
- Kompressions- und Lagerungshilfen
- Verstärkerfolie
- Gonadenschutz

▶ Strahlenschutz in der Angiographie

- kurze Durchleuchtung
- gepulste Durchleuchtung
- Schrittverschiebung bei Extremitätenangiographie
- maximale Einblendung
- bildverstärkernahe Patientenposition

▶ Strahlenschutz in der Computertomographie

- Untersucher
  - Prüfung der Indikation
  - Begrenzung des Aufnahmevolumens
  - Optimierung der Bildrekonstruktionsparameter
  - Reduzierung des Röhrenstroms
  - Erhöhung des Pitchfaktors
- Hersteller
  - erhöhte Strahlenvorfilterung
  - spezielle Niedrigdosisprotokolle
  - rauschmindernde Bildrekonstruktionsverfahren
  - schwächungsabhängige Röhrenstrommodulation
  - automatische Belichtungskontrolle

▶ Strahlenschutz in der Kinderradiologie

- strenge Indikationsstellung
- geringe Feldgröße
- hohe Spannung
- kurze Belichtungszeit
- kein Streustrahlenraster
  - Zunahme von Dosis und Belichtungszeit durch Raster um den Faktor 3-5
  - Raster für Thorax erst ab 25 kg/8. Lebensjahr
- Zusatzfilterung
  - 1 mm Al, 0,1 mm Cu
  - durch Zusatzfilterung wird das Bremsstrahlenspektrum zum kurzwelligen, durchdringungsfähigeren Anteil hin verschoben und damit insbesondere die Hautdosis erheblich reduziert
- empfindliche Film-Folien-Kombinationen
  - EK 400, 600, 800
  - Ausnahme sind metaphysäre Frakturen bei Kindesmißhandlung

- digitale Detektorsysteme
- ausreichende Immobilisation
- geänderter Strahlengang
  - pa statt ap
  - Organ auf Eintrittsseite 10- bis 30fach höherer Dosis ausgesetzt als auf Austrittsseite
  - kritische strahlensensible Organe vor allem Augenlinse, Schilddrüse, Brustdrüsen, Gonaden
- immer Bleiabdeckung
  - Bleidecken, Gonadenschutz

2. Lunge, Pleura, Mediastinum

2. Lunge, Pleura, Mediastinum

Anatomie

▶ Bronchien

- rechter Hauptbronchus distal direkter nach kaudal als linker Hauptbronchus
- rechter Oberlappenbronchus entspringt lateral am rechten Hauptbronchus 2 cm distal der Karina
- Intermediärbronchus setzt sich über 3-4 cm nach der Abgangsstelle des rechten Oberlappenbronchus fort und teilt sich dann in den Mittel- und Unterlappenbronchus

▶ Lungen

- Lungengefäße bis 2 cm an Lungenoberfläche heran abgrenzbar, Kaliberabnahme nach peripher
- rechter Hilus 2 cm tiefer als linker
- Arterien dominieren gegenüber Venen
- Arterien mit Bronchien vertikal, Venen horizontal verlaufend
- linke Pulmonalarterie kürzer als rechte; rechte Pulmonalarterie maximal 16 mm bei Frauen, 18 mm bei Männern
- horizontales Interlobium trennt rechts den Oberlappen vom Mittellappen; schräges Interlobium trennt rechts den Mittellappen vom Unterlappen, links den Oberlappen vom Unterlappen
- Lobus venae azygos (rechter Oberlappen), Lobus cardiacus (rechter Unterlappen)

▶ Zwerchfell

- Scheitelpunkt der rechtsseitigen Zwerchfellkuppel auf 5.-6. Rippe ventral, 10.-11. Rippe dorsal
- linksseitige Zwerchfellkuppel 2-3 cm tiefer
- Verschieblichkeit 3-6 cm
- in der Seitaufnahme rechte Zwerchfellkuppel bis zum Sternum, linke Zwerchfellkuppel bis zum Herzen
- Zwerchfellrelaxation (Zwerchfellbuckel) in 5 % und meistens rechts
- bei tiefer Inspiration gelegentlich von den lateralen und posterolateralen Rippenabschnitten ausgehende Zwerchfellinsertionen nachweisbar

▶ Lymphknoten

- paratracheal, retrokaval, aortopulmonales Fenster, präaortal, retrosternal: bis 10 mm
- subkarinal: bis 12 mm
- parakardial: bis 8 mm
- retrokrural: bis 6 mm

▶ Thorax bei Säuglingen

- Thoraxbreite, -tiefe und -höhe annähernd gleich
- Rippen fast horizontal
- Herz von Thymus überlagert
- normaler Thymus führt auch bei exzessiver Größe nicht zu einer Einengung oder Verlagerung der Trachea
- Trachea Höhe BWK 3, großer Bifurkationswinkel, in Inspiration gestreckt, in Exspiration geschlängelt
- periphere Luftwege im Vergleich zur Trachea deutlich enger, dadurch Überblähungen und Minderbelüftungen begünstigt
- dorsaler Zwerchfellrippenwinkel weit nach kaudal reichend
- Varianten
  - Ductus bump (Duktusmündung am Aortenbogen)
  - punktförmige Verkalkung im Lig. arteriosum
- Konfiguration der Trachea ist guter Indikator, ob die Aufnahme in In- oder Exspiration angefertigt wurde; nur Aufnahmen in Inspiration beurteilbar

Pathologie

▶ Kongenitale Lungenanomalien

- bronchopulmonale Sequestration
  - von der übrigen Lunge getrennter Parenchymanteil mit systemisch-arterieller Blutversorgung aus der Aorta thoracalis descendens (70 %), Aorta abdominalis (25 %) oder A. intercostalis (5 %)
  - intralobärer Typ
    - venöses Blut über Vv. pulmonales in den linken Vorhof
    - keine zusätzlichen Fehlbildungen
  - extralobärer Typ
    - venöses Blut über V. cava, V. azygos, V. hemiazygos oder V. portae in den rechten Vorhof
    - Fehlbildungen an Herz, Zwerchfell, Nieren, Darm

- Sitz rezidivierender Infekte
  - weichteildichte Masse im posterobasalen Unterlappensegment
  - meist linke Lunge
  - DS: Angiographie
- bronchogene Zysten
  - Störung der Aufzweigung des Tracheobronchialbaums
  - mediastinal oder intrapulmonal
  - rundliche Transparenzminderung homogener Dichte im mittleren Lungendrittel
  - oft sekundär Anschluß an das Bronchialsystem (erst Drainagezysten mit Spiegelbildung, dann Luft in Zysten)
- adenomatoidzystische Malformation
  - intralobäre Masse aus desorganisiertem Lungengewebe
  - teils zystische, teils fleckige Strukturen mit raumforderndem Charakter
- kongenitale Bronchusatresie
  - am häufigsten apikoposteriorer Segmentbronchus des linken Oberlappens
- arteriovenöse Fistel
  - rundliche Transparenzminderung
  - zu- und wegführende Gefäße
  - DS: Angiographie
- Scimitar-Syndrom
  - Fehlmündung V. pulmonalis in V. cava oder rechten Vorhof
  - funktioneller Links-rechts-Shunt

▶ Transparenzerhöhung

- beidseitig
  - Emphysem
  - Asthmaanfall
- einseitig
  - Dezentrierung
  - Mastektomie
  - kompensatorische Überblähung (Atelektase, Lappenresektion)
  - exspiratorische Ventilstenose (Fremdkörper, Tumor)
  - Lungenarterienhypoplasie
  - Lungenarterienembolie

▶ Transparenzminderung durch alveoläre Lungenerkrankungen

- akut
  - Lungenödem
  - Pneumonie
  - Hämorrhagie (Trauma, Goodpasture-Syndrom, Antikoagulantien)
  - Aspiration
  - Schocklunge
- chronisch
  - Tuberkulose
  - Sarkoidose
  - Alveolarzellkarzinom
  - Lymphom
  - Hämosiderose

▶ Transparenzminderung durch interstitielle Lungenerkrankungen

- akut
  - Lungenödem
  - Pneumonie
  - Alveolitis
  - Schocklunge
- chronisch
  - Tuberkulose
  - Sarkoidose
  - Fibrose
  - Pneumokoniose
  - Mukoviszidose
  - Lymphangiosis
  - Sklerodermie
  - Rheumalunge

▶ Alveoläre Transparenzminderung

- konfluierende Herde
- unscharfe Begrenzung
- über 5 mm Durchmesser
- positives Pneumobronchogramm
- rascher Befundwechsel

▶ Septale Linien

- Kerley A-Linien: apikal, gerade, 2-6 cm lang, selten mehr als 1 mm dick, Verlauf keine Beziehung zu anatomischen Strukturen
- Kerley B-Linien: basal, gerade, < 2 cm lang, selten mehr als 1 mm dick, horizontal, senkrecht zur Pleuraoberfläche in der Lungenperipherie, am häufigsten
- Kerley C-Linien: central, feines Netzwerk linearer Transparenzminderungen durch Überlagerung zahlreicher Kerley A- und -B-Linien

▶ Milchglastrübung

- durch Ausfüllung der Alveolarräume durch Flüssigkeit oder Zellmaterial oder durch Einengung der Alveolarräume durch Wandverbreiterungen
- Luftgehalt in den betroffenen Bereichen reduziert, aber nicht aufgehoben
- kennzeichnet floriden Lungenprozeß im Rahmen einer akuten Alveolitis
- Vorkommen
  - akute exogen allergische Alveolitis
  - Pneumocystis-carinii-Pneumonie
  - Mykoplasmenpneumonie
  - akuter Schub chronischer Lungenerkrankungen
- Sonderformen
  - Alveolarproteinose: Milchglastrübung und Septenverbreiterung (Blattaderwerk-Zeichen)
  - diffuse fibrosierende Alveolitis: Milchglastrübung und Bronchiektasen
- CT: pulmonale Dichteanhebung bei erhaltener Lungenarchitektur

▶ Atelektase

- Formen
  - Obstruktionsatelektase
    - zentral: Fremdkörper, Tumor
    - peripher: Exsudat, Schleim
  - Kontraktionsatelektase: Tuberkulose, Fibrose
  - Kompressionsatelektase: Pleuraerguß, Pneumothorax
- Zeichen
  - direkt
    - lokale Transparenzminderung
    - verlagerte Interlobärsepten
  - indirekt
    - ipsilateraler Zwerchfellhochstand
    - kompensatorisches Lungenemphysem

- Mediastinalverlagerung zur Atelektase
- Hilusverlagerung zur Atelektase
- verschmälerte Interkostalräume
- fehlendes Pneumobronchogramm

▶ Feinfleckige Lungenveränderungen

- akut
  - atypische Pneumonie
  - Grippepneumonie
  - Bronchiolitis obliterans
- subakut
  - Mykose
  - Miliartuberkulose
  - Karzinose
- chronisch
  - Sarkoidose
  - Pneumokoniose
  - Hämosiderose

▶ Solitärer Lungenrundherd

- häufig
  - Tuberkulom
  - Bronchialkarzinom
  - Metastase
  - Hamartom
  - Interlobärerguß
- selten
  - Abszeß
  - Aspergillom
  - Adenom
  - arteriovenöse Fistel
  - bronchogene Zyste
  - Echinokokkuszyste
  - Infarkt
  - Lymphknoten
- DD: extrathorakale Rundherde (Mamille, Hauttumoren)

▶ Kennzeichen maligner solitärer pulmonaler Rundherde im HRCT

- Satellitenherde
- Nekrosezonen
- Spiculae
- Bronchus-Zeichen (Bronchiolus in Kontakt zur Läsion)
- Rigler-Nabelzeichen (der Eintrittsstelle des tumorversorgenden Gefäßes entsprechende Kontureinziehung)
- Gefäß-Zeichen (Lungenvenenast in Kontakt zur Läsion)
- Pleuraretraktion
- Pleuraverdickung
- Milchglastrübung

▶ Multiple Lungenrundherde

- kleine Rundherde
  - Miliartuberkulose
  - Sarkoidose
  - Histiozytosis X
  - Silikose
  - Metastasen
- mittelgroße Rundherde
  - bronchogene Tuberkulose
  - Metastasen
  - peripheres Kaposisarkom
- große Rundherde
  - Metastasen
  - Wegener-Granulomatose
  - Lymphom

▶ Intrapulmonale Ringstrukturen

- Kaverne
- Emphysembulla
- Bronchiektasen
- Lungenzyste
- Pneumatozele
- Lungenabszeß
- Aspergillom
- Echinokokkuszyste

- Infarkteinschmelzung
- Tumorzerfall

▶ Fokale Parenchymverkalkung

- Tuberkulose
- Histoplasmose
- Metastase
- Hamartom
- Kokzidioidomykose

▶ Diffuse Parenchymverkalkungen

- Tuberkulose
- Histoplasmose
- Varizellenpneumonie
- chronische Lungenstauung
- Broncholithen
- Silikose
- Hyperkalzämie

▶ Pneumonie

- Lobärpneumonie
  - Pneumokokken, Klebsiellen, Legionellen
  - flächiges Infiltrat, lobär, positives Pneumobronchogramm
- Bronchopneumonie
  - Staphylokokken, Streptokokken, Pseudomonaden
  - fleckförmiges Infiltrat, Rundherdinfiltrat, segmentales Infiltrat
  - oft Erguß, Empyem, Abszeß, Pneumatozele
- interstitielle Pneumonie
  - Viren, Mykoplasmen, Chlamydien
  - retikuläre Verdichtung, intrathorakale Lymphknoten
- DS: bei neutropenischem Fieber und unauffälliger Thoraxaufnahme ggf. zusätzlich HR-CT zum Pneumonienachweis und zur Pneumoniedifferenzierung

▶ Häufigste Erreger kindlicher Pneumonien

- 1.-2. Woche: Streptokokken, Escherichia, RS-Viren, Chlamydien, Ureaplasmen
- 1.-3. Monat: RS-Viren, Chlamydien
- 3. Monat-1. Jahr: Haemophilus, Pneumokokken, RS-Viren, Mykobakterien

- 5.-14. Jahr: Pneumokokken, Mykoplasmen

▶ Sonderformen der bakteriellen Pneumonie

- Aspirationspneumonie
  - vor allem im Mittellappen bzw. der Lingula
- Stauungspneumonie
- septische Pneumonie
- hypostatische Pneumonie

▶ Lungenabszeß

- erst Rundherd, dann luft- und flüssigkeitshaltige Einschmelzung
- glatte innere Wand
- Drainagebronchus mit Wandverdickung
- gelegentlich hiläre Lymphadenopathie
- KO: Pyopneumothorax

▶ Mykosen

- Aspergillom: Fungusball in präformierter Höhle (Meniskus-Zeichen)
- invasive pulmonale Aspergillose: große Herde, unscharfer Rand, irreguläre Einschmelzung, bronchialer Bezug
- Histoplasmose, Kokzidioidomykose: verkalkte Rundherde
- Pneumocystis-carinii-Pneumonie: bilaterale und zentrale, retikulonoduläre bis flächenhafte Verdichtungen, frühzeitige Einschmelzung, gelegentlich Pneumothorax, mediastinale und hiläre Lymphknoten
  - HR-CT: milchglasartige Dichteanhebung, Aussparung des Subpleuralraums, intralobuläre Septen

▶ Parasitosen

- Löffler-Infiltrat: flüchtige eosinophile Lungeninfiltrate
- Echinokokkose: pulmonale Zysten, Echinokokkusmembran schwimmt auf Restflüssigkeit (Wasserlilien-Zeichen)

▶ Tuberkulose

- primär
  - subpleuraler Primärherd, zentripetale Lymphangitis, hiläre Lymphadenitis
  - peripheres rundliches Infiltrat, streifenförmige Verdichtung, polyzyklisch verplumpter Hilus
  - Bipolarität des Primärkomplexes
  - Tendenz zur Verkalkung

- postprimär
  - hämatogene Generalisation, Bronchustuberkulose, isolierter Organbefall
  - Miliartuberkulose: symmetrisches Auftreten von mikronodulären Herden in beiden Lungen
  - exsudative Herde: unscharf begrenzte, fleckige Verdichtungen
  - produktive Herde: scharf begrenzte, fleckige Verdichtungen
  - Kavernen: Rundherd oder Ringstruktur, Ableitungsbronchus mit Wandverdickung
  - Zirrhose: Narbe, Schrumpfung, Verkalkung, Verziehung, Schwiele, Traktionsemphysem, Bronchiektasen
  - KO: pulmonalarterielle Hypertonie, Cor pulmonale

▶ Pulmonale Manifestationen bei AIDS

- Helferzellen > 400: Bakterien
- Helferzellen < 400: Lymphom, Kaposisarkom, Tuberkulose
- Helferzellen < 200: Pneumocystis carinii
- Helferzellen < 50: Zytomegalie
- Helferzellen < 20: Aspergillus

▶ Benigne oder semimaligne Lungentumoren

- weniger als 10 % aller pulmonalen Neoplasien
- Adenom
  - unter 50 Jahre
  - 80 % zentrale Lage: Bronchialobstruktion mit poststenotischer Pneumonie oder Atelektase
  - 20 % periphere Lage: solitärer Rundherd
- Hamartom
  - Rundherd mit puffreisartigen Verkalkungen
- Lipom
  - Rundherd mit fettäquivalenten Dichtewerten im CT
- Karzinoid
  - Rundherd mit endobronchialem Wachstum
- Papillom
- Leiomyom
- Chondrom

▶ Maligne Lungentumoren

- Bronchialkarzinom
  - zentrales Bronchialkarzinom (70 %)
  - endobronchiales Wachstum
    - Hypoperfusion, einseitig transparenzvermehrte Lunge, Hilusverkleinerung durch reflektorische Minderdurchblutung
    - lokale Lungenüberblähung durch exspiratorische Ventilstenose
    - therapieresistente Pneumonie oder Atelektase durch Bronchusstenose
  - extrabronchiales Wachstum
    - einseitige Hilusvergrößerung
    - konvexe Hilusaußenkontur
    - perihiläre Infiltration
  - peripheres Bronchialkarzinom (25 %)
    - rundliche Verdichtung mit unscharfer Kontur
    - Pleurafinger, Rigler-Nabelzeichen, Corona radiata
    - Tumorhöhle mit unregelmäßig verdickter Wand bei Einschmelzung
    - Verkalkungen am Karzinomrand möglich, meist in Zusammenhang mit vorbestehendem tuberkulösen Granulom
    - Pancoast-Tumor als Sonderform mit Thoraxwandinfiltration bzw. Rippenarrosion
  - bronchoalveoläres Karzinom (5 %)
    - solitärer Rundherd oder multiple disseminierte Rundherde oder diffuse Infiltration
- Lungenmetastasen
  - solitärer Rundherd oder multiple Rundherde oder miliare Aussaat
  - am häufigsten in unteren, besser perfundierten Lungenabschnitten
  - meist Bezug zu Pleura bzw. Gefäßbaum
  - Einschmelzung primär selten, sekundär aber im Rahmen einer Chemotherapie möglich
  - klein: Mammakarzinom, Schilddrüsenkarzinom, Prostatakarzinom
  - groß: Hodentumor, malignes Melanom, Nierenkarzinom
  - verkalkt: Osteosarkom, Chondrosarkom, Schilddrüsenkarzinom
  - Lymphangiosis carcinomatosa
    - verdickte Interlobulärsepten
    - retikuläre Zeichnungsvermehrung
    - vergrößerte Hiluslymphknoten
    - oft Seitenbetonung
    - HR-CT: perlschnurartige Verdichtungen entlang der bronchovaskulären Bündel

- malignes Lymphom
  - Infiltrate oder Bild der Lymphangiosis carcinomatosa oder Rundherde
  - schornsteinförmiges Mediastinum
  - bihiläre Lymphadenopathie
  - Sono: vergrößerte, runde, echoarme, inhomogene Lymphknoten, fehlender Hilusreflex, pathologische Vaskularisation, Resistenzindex > 0,7, Pulsatilitätsindex > 1,8
- Kaposisarkom
  - zentrale interstitielle Form oder periphere noduläre Form oder Mischtyp
  - unscharfe Tumorränder mit flammenartigen Ausläufern (Wunderkerzen-Zeichen)

▶ Therapiefolgen an der Lunge

- Strahlentherapie: Pneumonitis (1-4 Monate nach Therapieende), Lungenfibrose, Begrenzung auf Strahlenfeld, Ansprechen auf Steroide
- Medikamente: eosinophiles Lungensyndrom
- Zytostatika: alveoläre und interstitielle Lungenveränderungen, Lungenfibrose

▶ Chronisch-obstruktive Lungenerkrankungen

- Lungenemphysem
  - zentrilobulär
    - durch Nikotin, chronische Bronchitis, Stäube
    - Blue bloater
    - bevorzugter Befall der Oberlappen
    - unregelmäßige vermehrte Lungengefäße
    - Dirty chest
    - vergrößerter rechter Ventrikel
    - HR-CT: kraniale Lungenabschnitte, nur Lobuluszentren destruiert
  - panlobulär
    - durch α_1-Antitrypsinmangel
    - Pink puffer
    - bevorzugter Befall der Unterlappen
    - engkalibrige verminderte Lungengefäße
    - hypertransparente Lungen
    - abgeflachtes Zwerchfell
    - erweiterte Interkostalräume
    - schmales längliches Herz
    - HR-CT: kaudale Lungenabschnitte, gesamter Lobulus destruiert

- periseptal
  - oft Spontanpneumothorax
  - HR-CT: apikale Oberlappensegmente, subpleurale Interlobulärsepten destruiert
- bullös
  - HR-CT: lufthaltige intraparenchymatöse Hohlräume > 1 cm
  - Sonderform: progressive Lungendystrophie mit Destroyed lobe und Vanishing lung
- KO: pulmonalarterielle Hypertonie, Cor pulmonale
- Bronchiektasen
  - kongenital, bronchiolitisch, poststenotisch, toxisch
  - zylinder- und sackförmige, luft- oder schleimgefüllt
  - am häufigsten in den Unterlappen
  - streifig verdichtete Bezirke, kaum Verjüngung zur Peripherie, dicker als Lungenarterien (Siegelring-Zeichen)
  - HR-CT: Bronchienerweiterung, Bronchialwandverdickung, Air trapping im exspiratorischen Scan
- chronische Bronchitis
  - verbreiterte Bronchialwände (Tram line-Zeichen)
  - unregelmäßige Lungenzeichnung (Dirty chest-Zeichen)
  - peribronchiale Bindegewebsvermehrung
  - pneumonische Infiltrate
- Asthma bronchiale
  - Überblähung im Anfall
  - herdförmige Atelektasen durch akute Bronchiolitis
  - Reversibilität der Veränderungen
  - KO: Emphysem, Pneumothorax, Pneumomediastinum, Infiltrat

▶ Sonderformen des Lungenemphysems

- Narbenemphysem: durch fibrosierende Lungenveränderungen
- Swyer-James-Syndrom: einseitiges lobuläres Emphysem durch frühkindliche Bronchiolitis obliterans, betroffenes Lungenareal inspiratorisch verkleinert und exspiratorisch vergrößert (Ventilstenose mit Air trapping)
- vikariierendes Emphysem: durch lungenverkleinernde Eingriffe

▶ Lungenfibrose

- idiopathisch
  - akut (Hamman-Rich-Syndrom) (Verlauf über Monate)
  - chronisch (Verlauf über Jahre bis Jahrzehnte)

- Frühstadium: feinretikuläre Veränderungen in den peripheren Lungenabschnitten
- Spätstadium: grobretikuläre Veränderungen mit wabigem Lungenumbau, beidseitiger Zwerchfellhochstand durch zunehmende Lungenschrumpfung
- HR-CT: bei floridem Krankheitsprozeß oft Milchglastrübung
- bei Pneumokoniosen, Kollagenosen, chronischer Polyarthritis, Tuberkulose, Strahlentherapie
- KO: Destroyed lung, pulmonalarterielle Hypertonie, Cor pulmonale

▶ Sarkoidose (Morbus Boeck)

- Lokalisation: hiläre und mediastinale Lymphknoten, Lunge, Leber, Milz, Augen, Haut, Ohrspeicheldrüsen, Handknochen
- DS: Bronchoskopie, bronchoalveoläre Lavage, Biopsie
- Löfgren-Syndrom: Fieber, Erythema nodosum, Gelenkschmerzen
- Stadien
  - I: bilaterale hiläre und mediastinale Lymphadenopathie
  - II: bilaterale hiläre und mediastinale Lymphadenopathie sowie zentrale noduläre und retikuläre Lungenveränderungen, perlschnurartige Granulome im peribronchovaskulären Bindegewebe im HR-CT
  - III: streifenförmige und grobretikuläre Lungenveränderungen bis zum Vollbild der Lungenfibrose
- KO: pulmonalarterielle Hypertonie, Cor pulmonale

▶ Histiozytosis X

- oberfeldbetont diffuse, symmetrische, mikronoduläre Veränderungen, die in retikulonoduläre und schließlich in zystische Veränderungen übergehen
- KO: Spontanpneumothorax

▶ Alveoläre Mikrolithiasis

- kleinste Konkremente in den Alveolen, respiratorische Insuffizienz möglich
- sehr feines, dichtes, diffus mikronoduläres Muster
- Lunge basal transparenzgemindert, apikal transparenzvermehrt

▶ Autoimmunerkrankungen

- Kollagenosen
  - Sklerodermie, Dermatomyositis, ankylosierende Spondylitis, Lupus erythematodes, chronische Polyarthritis, Sjögren-Syndrom, CREST-Syndrom

- Frühstadium: feinnoduläre und retikuläre Verdichtungsmuster in den basalen und peripheren Lungenabschnitten
- Spätstadium: basale und periphere Lungenfibrose
- Begleitbefunde: Pleuraerguß, Perikarderguß, Kardiomegalie
- Goodpasture-Syndrom
  - Antibasalmembran-Antikörper-Erkrankung
  - rezidivierende Lungenblutung und Glomerulonephritis
  - Akutstadium: konfluierende fleckige Verdichtungen durch Lungenblutung
  - nach 2 Tagen: homogene flächige Verdichtungen durch Blutabtransport
  - nach 12 Tagen: Befundnormalisierung
  - Rezidiv: Lungenfibrose
- Wegener-Granulomatose
  - obere Luftwegsveränderungen, Lungenerkrankung, Glomerulonephritis
  - wenige Millimeter bis mehrere Zentimeter große, die Lokalisation wechselnde Rundherde, oft multipel, gelegentlich zerfallend

▶ Eosinophiles Lungensyndrom

- an unterschiedlichen Lokalisationen entstehende und wieder verschwindende Infiltrate (Pneumonia migrans), Bluteosinophilie
- idiopathisches eosinophiles Lungensyndrom (Löffler-Syndrom)
- eosinophiles Lungensydrom mit bekannter Ursache
  - Medikamentenallergie
  - Asthma
  - Pilzinfektion
  - Parasiteninfektion
  - Kollagenosen
  - Paraneoplasie

▶ Arzneimittellunge

- akute Bronchiolitis
- akute interstitielle Pneumonie
- eosinophiles Infiltrat
- diffuse fibrosierende Alveolitis

▶ Pneumokoniosen und Inhalationsschäden

- Silikose
  - Quarz, erste Veränderungen nach 10-20 Jahren

- retikuläre Verdichtungen und noduläre Herde symmetrisch in beiden Lungenmittel- und -oberfeldern, Verkalkungen in 20 %
  - Emphysem in beiden Lungenunterfeldern
  - Hilusvergrößerung mit pathognomonischen schalenartigen Verkalkungen (Eierschalenhili)
  - Narbenstadium: silikotische Schwielen in den seitlichen Oberfeldern
  - KO: Tuberkulose
- Asbestose
  - Asbest, erste Veränderungen nach 20-40 Jahren
  - diaphragmale Pleuraplaques
  - rezidivierende Pleuraergüsse
  - basale Lungenfibrose
  - KO: Bronchialkarzinom, Pleuramesotheliom
- exogen allergische Alveolitis
  - Farmerlunge, Vogelzüchterlunge
  - diffuse retikuläre und mikronoduläre Lungenveränderungen, diffuse Trübung, Lungenfibrose
- toxisches Lungenödem
  - giftige Gase

▶ Pulmonalvenöse Hypertonie (Lungenstauung, Lungenödem)

- Zeichen der Linksherzinsuffizienz
- Ausnahme: Mitralklappenstenose, Überwässerung (Überinfusion, Niereninsuffizienz), Schocklunge
- Pulmonalvenendruck > 10 mm Hg
  - basoapikale Umverteilung
    - Gefäßkaliber apikal gleich groß oder größer als basal
- Pulmonalvenendruck > 20 mm Hg
  - interstitielles Lungenödem
    - unscharfe Gefäßkontur
    - eingetrübte Lungenperipherie
    - Kerley-Linien
    - Zwerchfellhochstand
    - Pleuraergüsse
- Pulmonalvenendruck > 30 mm Hg
  - alveoläres Lungenödem
    - fleckförmige Verdichtungen
    - unscharfe Begrenzung

- Verschmelzungstendenz
- Pneumobronchogramm
- Aufnahme in Exspiration kann Lungenstauung vortäuschen
- abnorme Umverteilung bei Emphysem, Perfusionsstörungen und Narben mit Umverteilung in intaktes Lungenparenchym und nicht basoapikal

▶ Radiologische Differenzierung von kardialem und nichtkardialem Lungenödem

Röntgenzeichen	kardiales Lungenödem	nichtkardiales Lungenödem
Herzvergrößerung	häufig	selten
Verdichtungen	diffus, zentral	fleckig, peripher
Kerley-Linien	häufig	selten
Pleuraerguß	häufig	selten
Pneumobroncho-gramm	selten	häufig
Hilusunschärfe	häufig	selten

▶ Chronische Lungenstauung

- bei Mitralstenose
- Lungenfibrose
- irreversible Kerley-Linien
- Hämosiderose

▶ Lungenhyperperfusion

- bei Links-rechts-Shunt, Schwangerschaft, Anämie, Fieber, Hyperthyreose, Anstrengung
- erweiterter Hauptstamm A. pulmonalis
- große und dichte Hili
- verbreiterte Lungenarterien und -venen

▶ Lungenhypoperfusion

- bei pulmonalarterieller Hypertonie, Emphysem, rezidivierenden Lungenembolien, Fibrose, chronischer Lungenstauung, Pulmonalstenose
- erweiterter Hauptstamm A. pulmonalis
- große und dichte Hili
- verschmälerte Lungenarterien und -venen

▶ Lungenembolie

- Dyspnoe, Thoraxschmerz, Hämoptoe

- bei Lungenarterienverschluß Blutung/Ödem, Infarkt nur bei nicht ausreichender Versorgung des Lungengewebes durch die Bronchialarterien (15 %)
- am häufigsten hintere basale Lungenabschnitte, rechts mehr als links
- im Thoraxübersichtsbild innerhalb der ersten 24 h bei 90 % Normalbefund
- Verschattung
  - bei Embolie mit Blutung/Ödem oder Infarkt
  - alveoläre Transparenzminderung
  - der Pleura anliegend
  - gegen Hilus konvexbogig
  - oft Begleiterguß
- Kaliberänderungen der Pulmonalarterien
  - bei Embolie ohne Blutung/Ödem oder Infarkt
  - umschriebene Oligämie (Westermark-Zeichen)
  - einseitige Hilusvergrößerung mit Kalibersprung (Knuckle-Zeichen)
  - ipsilateraler Zwerchfellhochstand
- bei Blutung/Ödem Rückbildung in 1-2 Wochen, bei Infarkt - evtl. mit Infarktpneumonie - in Wochen bis Monaten
- septische Lungenembolien bei Endokarditis, septischer Thrombophlebitis, Osteomyelitis
- posttraumatische Fettembolie im Gegensatz zur Lungenkontusion erst mit einer Latenz von 1-3 Tagen
- DS: CT, MR, Pulmonalisangiographie, Ventilations-Perfusions-Szintigraphie
- Kombination der Diagnostik von Lungenembolie und Phlebothrombose bei der Mehrschicht-Spiral-CT
- bei der Pulmonalisangiographie Katheter am Übergang V. cava/rechter Vorhof, ggf. Thrombolyse möglich

▶ Kavafilter

- Indikationen
  - Rezidiv einer Lungenembolie trotz Antikoagulantientherapie
  - Lungenembolie bei Kontraindikation für Antikoagulantientherapie
  - prophylaktische Filterplazierung nach pulmonaler Embolektomie
  - frei flottierende iliofemorale Thromben
  - kavale oder renale Tumoren
- KO
  - Fehlplazierung

- Filtermigration
- Filterperforation
- Filterfraktur
- Sekundärthrombose

▶ Bronchialarteriographie

- 2-4 Bronchialarterien, Aorta thoracalis zwischen Th 4 und Th 7, direkt aus Aorta oder aus Aa. intercostales, rechte Bronchialarterie(n) an dorsaler Aortenwand, linke Bronchialarterie(n) an ventraler Aortenwand
- Indikationen
  - unklare Hämoptoe (Bronchialkarzinom, Bronchiektasen, Gefäßmalformationen, Bronchialtuberkulose)
  - hämodynamisch wirksame Shunts zwischen Bronchialarterien und Pulmonalarterien
  - Embolisation bei Hämoptoe
  - Embolisation bei Shunts
- ggf. interventionelle radiologische Therapie

▶ Pleuraerguß

- ab 10 ml Sono/CT/MR, ab 50 ml Ergußaufnahme, ab 100 ml Seitaufnahme, ab 200 ml pa-Aufnahme, ab 500 ml ap-Aufnahme im Liegen
- Kostophrenalwinkel, erst dorsal, dann lateral, dann ventral
- verbreiterter Pleuraraum
- meniskusartiger Anstieg
- Unschärfe Zwerchfell
- Verdickung Interlobärsepten
- Kompressionsatelektase Lunge
- Verdrängung Mediastinum
  - Erguß mit Verlagerung der Mediastinalorgane nach kontralateral, Atelektase nach ipsilateral
- subpulmonaler Erguß
  - Lateralisation der Zwerchfellkuppel
  - Zunahme Abstand Magenfundus/Zwerchfell
- abgekapselter Erguß
  - durch extrapulmonale Lage mit stumpfem Winkel an die Thoraxwand angrenzend
  - interlobär abgekapselter Erguß spindelförmig, nur im CT sicher gegen Atelektase abgrenzbar

▶ Solide Pleuraveränderungen

- Pleuraschwielen
  - durch Pleuropneumonie, Pleuraerguß, Pleuraempyem, Lungenembolie, Pneumothorax, Hämatothorax, Pneumokoniose, Tuberkulose
  - flächige Pleuraverdickung, bei basaler Lage auch Zwerchfelladhäsion
  - Verziehungen und Schrumpfungen der Nachbarorgane
- Pleuraplaques
  - durch Asbestexposition, Hämatothorax, Tuberkulose
- benigne Pleuratumoren
  - Lipom, benignes Pleuramesotheliom, Fibrom
- maligne Pleuratumoren
  - primär: malignes Pleuramesotheliom
  - sekundär: Pleurakarzinose durch Bronchialkarzinom, Mammakarzinom, gynäkologische und gastrointestinale Malignome
  - knotige oder flächige Pleuraverdickung, Fesselung der Lunge, Verkleinerung des Hemithorax, Fehlen von Verkalkungen, mediastinale und hiläre Lymphknoten
  - Pleuraerguß oft Frühzeichen
- DD: abgekapselter Pleuraerguß, Pleuraschwiele, Thoraxwandtumor, peripherer Lungentumor

▶ Pneumothorax

- Spontanpneumothorax, traumatischer Pneumothorax, Emphysempneumothorax
- Aufnahme in Exspiration
- Pleura visceralis als feine Linie
  - im Stehen apikal
  - im Liegen ventrobasal
  - DS: Seitaufnahme, Schrägaufnahme, CT
- Lungengefäßzeichnung nicht bis Thoraxwand
- Kompressionsatelektase der Lunge
- Begleitbefunde: Pneumomediastinum, Weichteilemphysem
- Seropneumothorax: Luft-Flüssigkeits-Spiegel
- Spannungspneumothorax: ipsilateraler Zwerchfelltiefstand, kontralaterale Mediastinalverlagerung
- DD: Hautfalte

▶ ARDS (Schocklunge)

- durch Schock, Intoxikation, Massentransfusion, Sepsis, Volumenmangel, Verbrennung, Lungenkontusion, Überdruckbeatmung
- 12-48 h von der klinischen Erkrankung bis zu radiologischen Zeichen
- Stadien
  - I (1. Stunde): perihiläre Verdichtungen
  - II (1.-24. Stunde): interstitielles Lungenödem
  - III (2.-7. Tag): alveoläres Lungenödem, Pneumobronchogramm
  - IV (nach 1. Woche): grobretikuläre Verdichtungen, Lungenfibrose

▶ Fremdmaterial beim Intensivthorax des Erwachsenen

- Trachealtubus
  - Lage bei neutraler Kopfposition 5-7 cm kranial der Karina
- Trachealkanüle
- Magensonde
- zentralvenöser Katheter
- Pulmonalarterienkatheter
- Pleuradrainage
- Schrittmacher

▶ Rippenanomalien

- Halsrippe
- knöcherne Brückenbildung
- Gabelrippe

▶ Begleitbefunde bei Rippenserienfrakturen

- Pneumothorax
- Hämatothorax
- Lungenkontusion
- Thoraxwandemphysem

▶ Thoraxtrauma

- Rippen: Fraktur
- Pleura: Pneumothorax, Hämatothorax, Spannungspneumothorax
- Mediastinum: Mediastinalemphysem, Mediastinalhämatom, Aortendissektion
- Lunge: Atelektase, Kontusion, Aspiration

- Herz: Herzbeuteltamponade, Herzkontusion, Herzdilatation
- Zwerchfell: Ruptur

▶ Veränderungen des Lungenhilus

- Gefäße
  - pulmonalvenöse Hypertonie: doppelseitig, unscharf begrenzt, eingetrübte Lungenperipherie
  - Lungenhyperperfusion: doppelseitig, scharf begrenzt, normale Lungenperipherie
  - Lungenhypoperfusion: einseitig, Hilusamputation
  - Pulmonalarterienektasie
- Lymphknoten
  - einseitig: Bronchialkarzinom
  - beidseitig: Lymphome, Metastasen, Tuberkulose, Sarkoidose, Pneumokoniose, Histoplasmose
  - polyzyklisch, scharf begrenzt

▶ Zwerchfelltiefstand

- Überblähung
- Spannungspneumothorax
- Pleuraerguß
- Raumforderung

▶ Zwerchfellhochstand

- einseitig
  - subphrenischer Abszeß
  - Zwerchfellbuckel
  - Zwerchfellparese
  - Hepatomegalie
  - Splenomegalie
  - schrumpfender Lungenprozeß
- beidseitig
  - mangelnde Inspiration
  - Meteorismus
  - Adipositas
  - Aszites
  - Hepatosplenomegalie
  - Ileus

- Schmerzen
- schrumpfender Lungenprozeß

▶ Luft unter dem Zwerchfell

- Pneumoperitoneum
- subphrenischer Abszeß
- Chilaiditi-Syndrom

▶ Hernien

- Bochdalek-Hernie: links, Trigonum lumbocostale
- Morgagni-Hernie: rechts, Trigonum sternocostale

▶ Raumforderungen im vorderen Mediastinum

- Struma
- Nebenschilddrüsenadenom
- Thymustumoren
  - Thymom, Thymolipom, Thymuszysten
- Lymphome
  - Morbus Hodgkin, Non-Hodgkin-Lymphom
- Keimzelltumoren
  - Dermoidzysten, Teratom, Seminom, Chorionkarzinom, Endodermalsinustumor
- Lipom
- Lipomatose
  - Morbus Cushing, Steroidtherapie, Adipositas
- Hämangiom
- Lymphangiom
- Perikardzysten
- Morgagni-Hernie

▶ Raumforderungen im mittleren Mediastinum

- Lymphknoten
  - maligne: Lymphome, Leukämie, Metastasen
  - benigne: Infektionskrankheit, benigne Lymphknotenhyperplasie (Castleman), Sarkoidose
- Trachealtumor
- Ösophagus
  - Tumor, Divertikel, Achalasie, Hiatushernie
- bronchogene Zysten

- ösophageale Zysten
- vaskuläre Raumforderungen
  - Dilatation Aorta, Truncus pulmonalis, V. cava superior, V. azygos

▶ Raumforderungen im hinteren Mediastinum

- neurogene Tumoren
  - Kinder: Neuroblastom, Ganglioneurom
  - Erwachsene: Neurofibrom, Neurolemmom
- Meningozele
- Wirbelkörper
- Bochdalek-Hernie

▶ Indikationen MR Thorax

- Raumforderung im hinteren Mediastinum
- präoperative multiplanare Darstellung einer Raumforderung im vorderen und mittleren Mediastinum
- Thoraxwandprozeß
- Pancoast-Tumor
- Perikardinfiltration

▶ Mediastinale Pseudotumoren

- Mediastinalhämatom
  - Operation, Thoraxtrauma, Aneurysmaruptur, Gefäßfehlpunktion
- Mediastinalabszeß
- Chylomediastinum
- Infusionsmediastinum
- Gefäßdilatation
  - Ektasie, Aneurysma, Aberration, Kollateralkreislauf

▶ Mediastinitis

- akut
  - durch Ösophagusperforation, fortgeleitete Entzündung
  - scharf begrenzte beidseitige Verbreiterung des Mediastinums
  - Pleuraerguß, Pneumothorax
  - Ödem: Dichteerhöhung im CT, Signalintensitätszunahme in MR T2
- chronisch
  - durch Tuberkulose, Histoplasmose, Aspergillose, Radiotherapie
  - Fibrose: Dichteerhöhung im CT, Signalintensitätsabnahme in MR T1 und T2

▶ Pneumomediastinum

- durch Trauma an Hals, Trachea, Bronchien, Pleura, Ösophagus
- oft Pneumokollum

▶ Mediastinalverlagerung

- statisch
    - Spannungspneumothorax
    - Pleuraerguß
    - Raumforderung
    - Thoraxdeformierung
- dynamisch
    - Bronchusventilstenose
    - Pneumothorax

▶ Thymus

- bei Kindern unter fünf Jahren viereckig
- reaktive Thymushyperplasie möglich
- irreguläre Begrenzung malignitätsverdächtig

▶ Transitorische Neugeborenentachypnoe (Wet lung disease)

- durch Aspiration von Amnionflüssigkeit, unzureichenden Abfluß der pränatalen Flüssigkeit (Geburt durch Sectio)
- Flüssigkeitsansammlung in Alveolen, Interstitium, Interlobien, Pleuraraum
- schleierartige Transparenzminderung, unscharfe Gefäße, Interlobienverdichtung, Pleuraerguß
- Befundnormalisierung in 24-48 h

▶ Idiopathisches Atemnotsyndrom (IRDS, Syndrom der hyalinen Membranen)

- Surfactantmangel mit Alveolenkollaps
- Stadien
    - I: retikulonoduläre Zeichnungsvermehrung
    - II: I und Pneumobronchogramm über die Herzgrenzen hinaus bis in die Lungenperipherie
    - III: II und nicht mehr abgrenzbare Herz- und Zwerchfellkonturen, schleierartige Transparenzminderung
    - IV: weiße Lunge

- keine Befundbesserung nach Surfactantgabe
  - Lungenunreife
  - Sepsis
  - PDA
  - Herzfehler
- einseitige Befundbesserung nach Surfactantgabe
  - ungleiche Surfactantverteilung

▶ Bronchopulmonale Dysplasie (BPD)

- chronische Lungenerkrankung bei Frühgeborenen, die in den ersten beiden Lebenswochen mit Überdruck und Sauerstoff für mindestens drei Tage behandelt wurden und deren Ateminsuffizienz mehr als vier Wochen angehalten hat
- interstitielles Ödem, Atelektasen, Überblähungen, fibrotische Veränderungen
- Restveränderungen über Monate bis Jahre nachweisbar

▶ Barotrauma

- Beatmung mit positivem endexspiratorischen Druck
- interstitielles Emphysem
  - Transparenzerhöhung
  - breitere und schmalere Luftbänder bis zur Peripherie
  - DD: Pneumobronchogramm zur Peripherie hin schmäler
- Pneumothorax
  - DD: Patientenrotation, Überlagerung durch Skapula, Hautfalte
- Pneumomediastinum
  - Thymus durch Luft abgehoben (einseitig: Spinnaker-Zeichen, beidseitig: Engelsflügel-Zeichen)
  - KO: Pneumokollum, Pneumoperitoneum
- Pneumoperikard
  - gesamte Herzkontur von Luft umgeben

▶ Fremdmaterial beim Intensivthorax des Kindes

- Trachealtubus
  - Höhe obere Thoraxapertur
- Nabelarterienkatheter
  - Verlauf A. umbilicalis - A. iliaca interna - A. iliaca communis - Aorta
  - abdominale Lage oberhalb Aortenbifurkation oder thorakale Lage oberhalb Zwerchfellkuppen

- Nabelvenenkatheter
  - Verlauf V. umbilicalis - Recessus umbilicalis - Ductus venosus - V. cava inferior
  - Lage Übergang untere Hohlvene/rechter Vorhof

▶ Mukoviszidose (zystische Fibrose)

- am häufigsten Oberlappen
- Lungenüberblähung
- Bullae
- Hilusvergrößerung
- kleine Fleckschatten oder Ringschatten (gefüllte oder leere Bronchiektasen)
- Bronchialwandverdickung
- Infiltrate
- Atelektasen

3. Herz, Gefäße

3. Herz, Gefäße

Anatomie

▶ Thoraxaufnahme

- Konturen pa
  - rechts
    - V. cava superior
    - Aorta
    - rechter Vorhof
    - V. cava inferior
  - links
    - Aorta
    - A. pulmonalis
    - linker Vorhof
    - linker Ventrikel
- Konturen seitlich
  - ventral
    - Aorta
    - A. pulmonalis
    - rechter Ventrikel
  - dorsal
    - Aorta
    - A. pulmonalis
    - linker Vorhof
    - linker Ventrikel
    - V. cava inferior

▶ Koronararterien

- A. coronaria sinistra
  - Ramus interventricularis anterior (Vorderwand)
  - Ramus circumflexus (Posterolateralwand)
- A. coronaria dextra (Hinterwand und Septum)

▶ Aorta thoracalis

- Aortenwurzel
- Aorta ascendens
- Aortenbogen
- Aorta descendens

▶ Abgänge Aorta thoracalis

- Aa. coronariae
- Truncus brachiocephalicus
  - rechte A. carotis communis
    - A. carotis interna (dorsal, außen)
    - A. carotis externa (ventral, innen)
  - rechte A. subclavia
    - rechte A. vertebralis
- linke A. carotis communis
  - A. carotis interna (dorsal, außen)
  - A. carotis externa (ventral, innen)
- linke A. subclavia
  - linke A. vertebralis
- Aa. intercostales
- Aa. bronchiales

▶ Abgänge A. carotis externa

- A. thyreoidea superior
- A. lingualis
- A. facialis
- A. pharyngea ascendens
- A. occipitalis
- A. auricularis posterior
- A. temporalis superficialis
- A. maxillaris > A. meningea media

▶ Arterien obere Extremität

- A. subclavia
  - A. vertebralis
  - Truncus thyreocervicalis
  - A. thoracica (mammaria) interna
- A. axillaris
- A. brachialis
  - A. profunda brachii
- A. radialis > Arcus palmaris profundus
- A. ulnaris > Arcus palmaris superficialis

▶ Wichtige Varianten

- Abgang der linken A. carotis communis aus dem Truncus brachiocephalicus
- Abgang der linken A. vertebralis direkt aus der Aorta
- Abgang der rechten A. subclavia direkt aus der Aorta (A. lusoria)
  - A. lusoria: Abgang der Gefäße aus der Aorta in der Reihenfolge rechte A. carotis communis, linke A. carotis communis, linke A. subclavia, rechte A. subclavia
  - rechte A. subclavia kreuzt dorsal des Ösophagus zur rechten Seite (Dysphagia lusoria)
- hohe Aufzweigung in A. radialis und A. ulnaris

▶ Abgänge Aorta abdominalis

- Truncus coeliacus (untere Hälfte BWK 12)
  - A. hepatica communis
    - A. gastroduodenalis > A. pancreaticoduodenalis superior
    - A. hepatica propria:
    - A. hepatica sinistra
    - (A. hepatica media)
    - A. hepatica dextra > A. cystica
  - A. lienalis
  - A. gastrica sinistra
- A. mesenterica superior (obere Hälfte LWK 1)
  - A. pancreaticoduodenalis inferior
  - Aa. jejunales
  - Aa. ileales
  - A. ileocolica
  - A. colica dextra
  - A. colica media
- Aa. renales (LWK 1-2)
- A. mesenterica inferior (obere Hälfte LWK 3)
  - A. colica sinistra
  - A. rectosigmoidea
  - A. rectalis superior

▶ Wichtige Varianten

- Abgang der A. hepatica dextra aus der A. mesenterica superior (Truncus hepatomesentericus)

- in 10 % Mitversorgung, in 2 % Gesamtversorgung der Leber aus der A. mesenterica superior

▶ Arterien Becken

- A. iliaca communis
- A. iliaca interna
- A. iliaca externa
  - A. circumflexa profunda (nach lateral)
  - A. epigastrica inferior (nach medial)
- A. femoralis communis

▶ Arterien untere Extremität

- A. femoralis communis
- A. profunda femoris
- A. femoralis superficialis
- A. poplitea
- A. tibialis anterior > A. dorsalis pedis
- Truncus tibiofibularis
  - A. tibialis posterior > A. plantaris medialis/lateralis
  - A. fibularis

▶ Venen untere Extremität

- oberflächliches Venensystem
  - V. saphena magna (Innenseite)
  - V. saphena parva (Unterschenkelrückseite)
- Perforansvenen
  - Cockett-Gruppe (3) am Unterschenkel
  - Boyd-Gruppe (1) am Knie
  - Dodd-Gruppe (2) am Oberschenkel
  - Abflußrichtung von der Oberfläche zur Tiefe
- tiefes Venensystem
  - Vv. tibiales posteriores
    - Aufnahme der Soleusvenen
  - Vv. fibulares
  - Vv. tibiales anteriores
  - V. poplitea
    - Aufnahme der Gastrocnemiusvenen und der V. saphena parva
  - V. femoralis superficialis
    - im Hiatus adductorius häufig Verbindung zur V. profunda femoris

- V. profunda femoris
- V. femoralis communis
  - Aufnahme der V. saphena magna
  - Verdoppelung der V. poplitea und der V. femoralis in 25 %
- V. iliaca externa

▶ Lymphsystem

- Lymphe
- regionaler Lymphknoten
- Sammellymphknoten
- Lymphstämme
  - links Ductus thoracicus
  - rechts Ductus lymphaticus dexter
- Venenwinkel
  - Zusammenfluß V. subclavia/V. jugularis
- Venenwinkellymphknoten
  - links sog. Virchow-Lymphknoten
- venöses System

Pathologie

▶ Herzvergrößerung

- Herz-Thorax-Quotient normalerweise 1:2, abhängig von Atemlage, Zwerchfellstand und Thoraxform
- erweiterte Herzhöhlen können andere Abschnitte unkontrollierbar verlagern, daher Größenbeurteilung der Herzhöhlen durch Echokardiographie
- keine feste Beziehung zwischen Herzgröße und Herzfunktion
- linker Vorhof
  - pa: Vorwölbung des linken Herzohrs
  - pa: Kernschatten rechts der Wirbelsäule
  - lateral: Dorsalverlagerung des Ösophagus
- linker Ventrikel
  - pa: Herzspitze nach links und kaudal verlagert
  - pa: Erweiterung der Aorta
  - lateral: hintere Herzkontur überragt V. cava um mehr als 2 cm
- rechter Vorhof
  - pa: rechte Herzkontur überragt Mittellinie des Thorax um mehr als ein Drittel des Hemithoraxdurchmessers
  - lateral: Verkleinerung des Retrosternalraums

- rechter Ventrikel
  - pa: Herzspitze nach links und kranial verlagert
  - pa: Herzvergrößerung nach rechts
  - pa: Erweiterung des Truncus pulmonalis
  - lateral: Verkleinerung des Retrosternalraums

▶ Linksherzinsuffizienz

- Vorkommen
  - Drucküberlastung des linken Ventrikels
    - Hypertonie
    - Aortenstenose
    - Aortenisthmusstenose
  - Volumenüberlastung des linken Ventrikels
    - Aorteninsuffizienz
    - Mitralinsuffizienz
    - Vitien mit Links-rechts-Shunt
- Zeichen
  - Vergrößerung des linken Vorhofs und Ventrikels
  - pulmonalvenöse Hypertonie

▶ Rechtsherzinsuffizienz

- Vorkommen
  - Drucküberlastung des rechten Ventrikels
    - Pulmonalstenose
    - pulmonalarterielle Hypertonie
  - Volumenüberlastung des rechten Ventrikels
    - Pulmonalinsuffizienz
    - Trikuspidalinsuffizienz
- Zeichen
  - Vergrößerung des rechten Vorhofs und Ventrikels
  - Verbreiterung des Kava- und Azygosschattens
  - Pleuraergüsse
  - Zwerchfellhochstand durch Hepatomegalie

▶ Herzklappenfehler

- Insuffizienz > Volumenbelastung > Dilatation
- Stenose > Druckbelastung > Hypertrophie
- Insuffizienz eher als Stenose nachweisbar
- Mitralinsuffizienz: mitrale Konfiguration mit normaler Lunge

- Mitralstenose: mitrale Konfiguration mit pulmonalvenöser und pulmonalarterieller Hypertonie
- Aorteninsuffizienz: aortale Konfiguration mit verstärkten Aortenpulsationen
- Aortenstenose: aortale Konfiguration mit Aortenklappenverkalkung

▶ Kongenitale Herzfehler

- 1 % der Lebendgeborenen
- Manifestation zyanotischer Vitien im Säuglingsalter, azyanotischer Vitien im Schulalter oder später
- ohne Shunt (25 %, azyanotisch)
  - Pulmonalstenose
  - Aortenstenose
  - Aortenisthmusstenose
- mit Links-rechts-Shunt (50 %, azyanotisch)
  - Vorhofseptumdefekt
  - Ventrikelseptumdefekt
  - offener Ductus arteriosus
- mit Rechts-links-Shunt (25 %, zyanotisch)
  - Transposition der großen Arterien (vermehrte Lungenperfusion)
  - Fallot-Tetralogie (verminderte Lungenperfusion)
    - Pulmonalstenose
    - hochsitzender Ventrikelseptumdefekt
    - reitende Aorta
    - Rechtsherzhypertrophie

▶ Aortenisthmusstenose (Coarctatio aortae)

- isolierte Obstruktion am Übergang Arcus aortae/Aorta descendens, in unmittelbarer Nähe des Ductus arteriosus
- infantile Form präduktal, adulte Form postduktal
- prästenotische Dilatation der Aorta ascendens, in Höhe der Stenose Epsilon-Zeichen, poststenotische Dilatation der Aorta descendens
- Erweiterung der supraaortalen Gefäße (Hirschgeweih-Zeichen)
- Rippenusuren durch erweiterte Interkostalarterien
- Linksherzverbreiterung

▶ Vorhofseptumdefekt und Ventrikelseptumdefekt

- dilatierte Pulmonalarterie (Pulmonalissegment) mit verstärkten Pulsationen (Hilustanz)
- Vorhofseptumdefekt: Volumenüberlastung rechter Vorhof und Ventrikel

- Ventrikelseptumdefekt: Volumenüberlastung beide Ventrikel und linker Vorhof
- KO: Links-rechts-Shunt > Volumenbelastung Lunge, Druckbelastung rechter Ventrikel > Rechts-links-Shunt (Eisenmenger-Reaktion)

▶ Spätbefunde nach Myokardinfarkt

- Herzvergrößerung
- Herzwandaneurysma
- Myokardhypokinesie
- Myokardschwielen

▶ Kardiomyopathien

- primär
  - idiopathisch
  - dilatativ: Kardiomegalie, Lungenstauung
  - hypertroph: Normalbefund
  - restriktiv: Lungenstauung
- sekundär
  - entzündlich, toxisch, endokrin, metabolisch, neuromuskulär
  - Kardiomegalie, Lungenstauung
  - evtl. Pleuraergüsse, Perikardergüsse

▶ Arterielle Hypertonie

- Verlauf
  - konzentrische Hypertrophie des linken Ventrikels
  - Dilatation des linken Ventrikels
  - relative Mitralinsuffizienz
  - pulmonalvenöse Hypertonie
- Zeichen
  - Linksherzvergrößerung
  - Aortenelongation
  - Aortensklerose
  - Lungenstauung
  - Endstadium: Lungenfibrose > pulmonalarterielle Hypertonie > Rechtsherzvergrößerung

▶ Pulmonalarterielle Hypertonie

- erweiterter Hauptstamm A. pulmonalis
- große und dichte Hili

- verschmälerte Lungenarterien und -venen
- bei Cor pulmonale Rechtsherzvergrößerung

▶ Perikarderguß

- zwischen Epikard und Perikard
- ab 20 ml Sonographie, ab 200 ml Röntgenaufnahme
- Kardiomegalie
- verstrichene Herzkonturen
- reduzierte Lungenperfusion
- Einflußstauung
- Sono/CT/MR
  - minimaler Erguß: Breite < 5 mm
  - mäßiger Erguß: Breite 5-10 mm (300-500 ml)
  - deutlicher Erguß: Breite > 10 mm (> 500 ml)
- KO: Perikardtamponade

▶ Akuter Arterienverschluß

- meist durch arterielle Embolie (Herz, Aneurysma, Plaque), seltener durch arterielle Thrombose, selten durch Trauma, externe Kompression, Ergotamin
- paradoxe Embolie bei offenem Foramen ovale aus dem venösen System
- proximal des Verschlusses Appositionsthrombus, distal Vasospasmus
- pain, paleness, paraesthesia, pulselessness, paralysis, prostration
- Projektion des Schmerzes im Bereich der Extremitäten meist handbreit proximal des Verschlusses
- arterielle Embolie
  - abrupter Kontrastmittelstop
  - glatte Begrenzung
  - fehlende Kollateralen
  - fehlende Plaques
- arterielle Thrombose
  - allmählicher Kontrastmittelstop
  - unscharfe Begrenzung
  - Kollateralen
  - Plaques
- wichtig ist die Darstellung der distalen Wiederauffüllung bzw. Nichtauffüllung

- KO: Myoglobinurie und Nierenversagen bei Wiedereröffnung nach mehr als 4-6 h durch Rhabdomyolyse und Toxine, große Flüssigkeitsverluste durch Kapillarschaden bei wiederhergestelltem Bluteinstrom (Tourniquet-Syndrom)

▶ Chronische arterielle Verschlußkrankheit

- Intimaschädigung mit Einwanderung proliferierender Myozyten, Schaumzellbildung und Entstehung fibröser Plaques
- Risikofaktoren
  - primäre: Nikotin, Diabetes, Hypertonie, Hyperlipidämie
  - sekundäre: Adipositas, Streß, Alter, Geschlecht
- Lokalisation
  - obere Extremität: Schultergürteltyp, Oberarmtyp, peripherer Typ
  - zentraler Typ: Koronararterien, Aortenbogen, Bauchaorta
  - untere Extremität: Beckentyp, Oberschenkeltyp, peripherer Typ
- Kaliberschwankungen
- Konturunregelmäßigkeiten
  - atheromatöse Beete, Plaques, Ulzerationen, Verkalkungen
- Füllungsdefekte
- lokale/diffuse, kurzstreckige/langstreckige, konzentrische/exzentrische Stenosen
- Verschlüsse
- Aneurysmen
- Kollateralen

▶ Klassifikation der peripheren arteriellen Verschlußkrankheit nach Fontaine

- I: Beschwerdefreiheit
- II: Belastungsschmerz
  - II a: Gehstrecke > 150 m
  - II b: Gehstrecke < 150 m
- III: Ruheschmerz
- IV: Nekrosen

▶ Prädilektionsstellen im Beinbereich

- A. femoralis superficialis im Adduktorenkanal
- A. poplitea
- Trifurkation
- Unterschenkel- und Fußarterien bei Diabetes

▶ Klinische Relevanz der Stenosen im Beinbereich

- Lumenreduktion > 50 %
  - Verschlußlänge wegen Stase vor der Okklusion oft überschätzt
- lokaler Kollateralkreislauf
- seitendifferenter Blutfluß

▶ Klassifikation der arteriellen Verschlußkrankheit der hirnversorgenden Gefäße

- Karotisbifurkation als Prädilektionsstelle im Halsbereich
- Klassifikation der Stenose nach ECST (European carotid surgical trial): Gefäßweite Stenose/Gefäßweite Bulbus
- Klassifikation der Stenose nach NASCET (North American symptomatic carotid endarterectomy trial): Gefäßweite Stenose/Gefäßweite A. carotis interna
- 70 %, 77 %, 83 % ECST entsprechen etwa 47 %, 60 %, 70 % NASCET
- neurologische Klassifikation
  - I: asymptomatische Stenose
  - II: transitorische ischämische Attacke (TIA, bis 24 h), prolongiertes reversibles ischämisches neurologisches Defizit (PRIND, bis 7 Tage)
  - III: progredienter Insult
  - IV: kompletter Infarkt

▶ Wichtige Kollateralsysteme bei verschiedenen Verschlußhöhen

- A. ophthalmica
- Aa. mammariae
- Aa. intercostales
- Aa. lumbales
- Riolan-Anastomose (Verbindung zwischen A. colica media aus A. mesenterica superior und A. colica sinistra aus A. mesenterica inferior)
- Äste der A. iliaca interna
- Äste der A. femoralis communis
- Äste der A. profunda femoris

▶ Steal-Syndrome

- Strömungsumkehr
  - in A. iliaca interna bei Verschluß der A. iliaca externa
  - in A. mesenterica inferior bei Verschluß der proximalen Aorta abdominalis

- in A. vertebralis bei Verschluß der proximalen A. subclavia
  - Truncus brachiocephalicus/Aorta > A. carotis dextra/sinistra > Circulus Willisii > A. basilaris > A. vertebralis dextra/sinistra > A. subclavia dextra/sinistra
  - alternativ (ohne Circulus Willisii) über A. vertebralis der Gegenseite

▶ Chirurgische Therapie bei Gefäßverschlüssen

- akuter Arterienverschluß
  - Thromboembolektomie (Fogarty-Katheter)
- chronische arterielle Verschlußkrankheit
  - Thrombendarteriektomie
  - Patchplastik
  - Bypass
  - Amputation

▶ Angiographische Beurteilung der operativen Maßnahmen

- Operationskomplikationen
  - Thrombosierung
  - Perforation
  - Anastomoseninsuffizienz
- Langzeitkontrolle
  - Offenheitsrate
  - Aneurysmenbildung

▶ Interventionelle radiologische Therapie bei Gefäßverschlüssen

- akuter Arterienverschluß
  - lokale intraarterielle Fibrinolyse
    - Voraussetzung ist Plasminogen im Gerinnsel; bei arterieller Thrombose Plasminogengehalt meist hoch, bei arterieller Embolie nicht vorherzusagen (z.B. bei akutem Myokardinfarkt hoch, bei alten Vorhofthromben niedrig)
    - vor Intervention Darstellung des gesamten arteriellen Systems bis zur Peripherie
    - vorsichtige Plazierung der Katheterspitze in den Thrombus
    - 100000 IE Urokinase im Bolus, dann 80000 IE Urokinase/h bis zu maximal 48 h
    - intravenöse Vollheparinisierung nach PTT
    - stündliche Überprüfung der Gerinnungsparameter

- Kontrollangiographien 12 und 24 h nach Lysebeginn sowie immer bei klinischer Verschlechterung
- KO: Verschleppung von thromboembolischem Material, Blutung
- Aspirationsthrombektomie
  - KO: Verschleppung von thromboembolischem Material, Dissektion
- chronische arterielle Verschlußkrankheit
  - PTA bei chronischer arterieller Verschlußkrankheit vor allem im Stadium II b nach Fontaine
  - jeder Eingriff kann die labilen Kompensationsmechanismen gefährden und zu einer klinischen Verschlechterung führen
  - Intervention nicht durch Stenose/Okklusion, sondern durch Klinik/Kollateralisation zu begründen
  - bei diabetischer Angiopathie geringe interventionelle Therapiemöglichkeiten, da die Krankheit durch die Kapillaropathie determiniert wird
  - Ballondilatation
    - vor Intervention Darstellung des gesamten arteriellen Systems bis zur Peripherie
    - 5000 IE Heparin intraarteriell
    - Meßlineal; Road map; vorsichtige Passage des betroffenen Gefäßabschnitts mit geradem Draht, der bis zum Ende der Kontrollangiographie jenseits der Stenose verbleibt
    - Ballonkatheter A. iliaca communis 8-9 mm, A. iliaca externa 8 mm, A. iliaca interna 5 mm, A. femoralis 5-6 mm; Ballonlänge abhängig von Stenosenlänge, Balloninflation unter Durchleuchtungskontrolle, Dilatationsdauer 60-90 s, überlappende Dilatation
    - nochmalige Darstellung einschließlich Peripherie
    - intravenöse Vollheparinisierung nach PTT für 3 Tage, ASS 100 mg lebenslang
    - KO: Dissektion (vor allem A. iliaca, Therapie durch Anmodellierung oder Stent), periphere Verschleppung embolischen Materials (bei frischem Verschluß mit weichen Thromben, Verschluß sollte mindestens 6 Wochen zurückliegen)
  - Stentimplantation
    - Stent bei zweimaliger Restenose derselben Lokalisation, verbleibender Stenose > 50 % nach Dilatation, Dissekat
    - keine Stentimplantation in die A. iliaca externa nahe der A. iliaca interna

▶ Weitere Ursachen arterieller Verschlüsse

- diabetische Angiopathie
  - diffuse Arterienverkalkungen (Natural road map) durch ausgeprägte Mediasklerose

- Veränderungen wie bei chronischer arterieller Verschlußkrankheit, jedoch Betonung der Peripherie
- Thrombangiitis obliterans (Morbus Winiwarter-Buerger)
  - junge Raucher
  - oft schubweise Schmerzen und Kältegefühl in Füßen und Händen, Thrombophlebitis saltans
  - konzentrische Gefäßeinengungen (Filum terminale-Zeichen)
  - Korkenziehermuster der Kollateralen
  - abrupte Gefäßabbrüche (Cut off-Zeichen)
  - ansonsten unauffälliges Gefäßsystem
  - im Unterschenkel- und Fußbereich bei pathologischen Befunden erneute Darstellung nach Vasodilatantien- und Spasmolytikagabe
  - DD: kleine periphere Embolien, chronisches Raynaud-Syndrom
- Vasospasmus
  - als physiologische Reaktion oder bei generalisierter Hyperreagibilität
  - Gefäßspasmus sollte nach spätestens 8 h aufgehoben sein
  - Persistenz spricht gegen Gefäßspasmus bzw. für Komplikationen (Thrombosierung)
- Ergotismus
  - bilateraler und symmetrischer Befall der kleinen und kleinsten Gefäße
  - Gefäßspasmen im Frühstadium nach Vasodilatantien reversibel
- Raynaud-Syndrom
  - primär: funktionell
  - sekundär: durch arterielle Verschlußkrankheit, Thrombangiitis obliterans, arterioarterielle Embolien, Panarteriitis nodosa, Vibrationstrauma, Kollagenosen, Polyzythämie, Ergotismus
  - anfallsartige Ischämie der Finger oder Zehen mit reaktiver Hyperämie
  - Schmerzen, Weißfärbung der Akren, Taubheitsgefühl
  - Provokation durch Kälte, Erregung
  - Angiographie bei kühler, anschließend bei erwärmter Extremität
  - bilateraler Befund, kleine Gefäße, Füllung der A. interossea vor den Aa. radialis und ulnaris
  - Frühveränderungen
    - Engstellungen ohne Abbrüche
    - Klebrigkeit des Kontrastmittels
    - gute Reaktion auf Vasodilatantien
    - kein Nachweis sekundärer Gefäßveränderungen

- Spätveränderungen
  - Abbrüche
  - Thromben
- Thenar-Hammer-Syndrom
  - durch Mikrotraumata der A. radialis
  - Minderperfusion der Finger 1-3, Nekrosen des Os naviculare
  - Thrombose oder Verschluß der A. radialis, Mikroaneurysmen
- Hypothenar-Hammer-Syndrom
  - durch Mikrotraumata der A. ulnaris
  - Minderperfusion der Finger 3-5, Nekrosen des Os hamatum
  - Thrombose oder Verschluß der A. ulnaris, Mikroaneurysmen
- Leriche-Syndrom
  - Verschluß der Aortenbifurkation
  - Gesäßschmerzen, bilaterale Hypotonie der Beine, Impotenz
  - bei allmählich aufgetretenem Verschluß Kollateralisierung aus den Aa. lumbales (lateraler Weg) bzw. der A. mesenterica inferior (medialer Weg) zur A. iliaca interna oder A. profunda femoris
- fibromuskuläre Dysplasie
  - junge Frauen
  - A. renalis, A. carotis interna, A. iliaca
  - medialer Typ: perlschnurartig mit Wechsel von Stenosen und Dilatationen
  - intimaler Typ: kurze Stenosen mit poststenotischen Dilatationen
- vaskuläre Kompressionssyndrome
  - Thoracic outlet-Syndrom
    - Kompression des Plexus brachialis (Parästhesien, Schmerzen) oder Kompression der A. subclavia (Kältegefühl) bzw. V. subclavia (Armvenenthrombose)
    - Kompression durch Halsrippen, Klavikula, Skalenusdreieck, M. pectoralis minor
    - fehlender Radialispuls bei Provokationstest
    - Angiographie mit Provokationstest (Schürzenbinderstellung, elevierter Arm, Gewichtsbelastung)
    - KO: arterioarterielle Embolien
  - Entrapmentsyndrom der A. poplitea
    - Kompression der A. poplitea durch den M. gastrocnemius
    - Claudicatio intermittens oder akuter Gefäßverschluß
    - Angiographie mit Provokationstest (dorsalflektierter Fuß)

- segmentale glatt begrenzte Stenosen bei unauffälligem vor- und nachgeschalteten Gefäßsegment (A. poplitea, A. femoralis communis)
- schleimhaltige Zysten der Gefäßwand in CT und MR
- Weichteiltumoren
- Metastasen
- Knochentumoren
- Hämatome

▶ Arteriitiden

- unspezifische Arteriitis
- spezifische Arteriitis
  - durch Tuberkulose, Lues
- Panarteriitis nodosa
  - multiple Mikroaneurysmen der mittleren und kleinen Arterien verschiedener Organe
  - vor allem Nieren-, Leber-, Milz-, Mesenterialarterien
  - KO: Aneurysmaruptur mit intra- und extraparenchymaler Blutung
- Aortoarteriitis (Morbus Takayasu)
  - junge Frauen, asiatischer Raum
  - Armschmerzen, Schwindel, Sehstörungen
  - Stenosen, Verschlüsse und Aneurysmen an A. subclavia, Aortenbogen und Aa. carotides

▶ Aneurysmen

- Aneurysma verum
  - Ausbuchtung aller Wandschichten
  - durch Arteriosklerose, Arteriitis, Lues, Mykosen
- Aneurysma spurium
  - Unterbrechung von Intima/Media, Begrenzung durch Adventitia
  - durch Trauma, Operation
- Aneurysma dissecans
  - Einriß in Intima/Media, Bildung eines falschen Lumens (perfundiert oder thrombosiert)
  - durch Arteriosklerose
  - Stanford-Klassifikation
  - Typ A
    - De Bakey Typ I und II
    - Einriß in Aorta kranial der A. coronaria dextra, weitere Dissektion nach distal möglich
    - absolute Operationsindikation

- Typ B
  - De Bakey Typ III
  - Einriß in Aorta distal der linken A. subclavia, weitere Dissektion nach distal möglich
  - Operationsindikation bei kardialen Komplikationen, Kompression der renalen und viszeralen Gefäße, zunehmendem Gefäßdurchmesser
- DS: transösophageale Echokardiographie, CT, MR, DSA
- KO: Myokardinfarkt und akute Aorteninsuffizienz durch retrograde Ausdehnung in Koronararterien und Sinus Valsalvae, Gefäßverschluß durch Kompression des echten Lumens durch das falsche Lumen

- abdominales Aortenaneurysma
  - in 95 % unterhalb der Nierenarterien, in 20 % Bifurkation und Iliakalarterien beteiligt
  - häufig periphere Embolien, selten aortokavale Fisteln
  - interventionelle radiologische Therapie: Aortenstent
- inflammatorisches Aortenaneurysma
  - CT: ventrale, stark Kontrastmittel anreichernde, hufeisenförmige Gewebsschicht
- peripheres Aneurysma
  - arteriosklerotisch, postoperativ (Graftaneurysma), iatrogen (Punktion), posttraumatisch
  - Kniekehle, Leiste
  - KO: Thrombosierung, arterioarterielle Embolien, Ruptur

▶ Arteriovenöse Fisteln

- kongenital, posttraumatisch, postoperativ
- pathologische Kurzschlußverbindungen zwischen arteriellem und venösem Kreislauf
- lokal pulsierende Varizen, schwirrende Raumforderung, hörbares Maschinengeräusch
- bei Fistelkompression Pulsverlangsamung und Blutdruckanstieg
- systemisch Rechtsherzinsuffizienz, Cor pulmonale, Stauungsdermatose
- Klassifikation
  - I: Kontrastierung der distal der Fistel gelegenen Arterie nicht erkennbar reduziert
  - II: Kontrastierung der distal der Fistel gelegenen Arterie leicht reduziert
  - III: Kontrastierung der distal der Fistel gelegenen Arterie deutlich reduziert
  - IV: fehlende Kontrastierung der distalen Arterie

▶ Morbus Osler-Rendu-Weber

- autosomal dominanter Erbgang
- periorale Teleangiektasien, Epistaxis, gastrointestinale Blutungen
- arteriovenöse Fisteln und Malformationen im Respirations- und Gastrointestinaltrakt

▶ Hämangiome

- kapillär: Hyperkontrastierung
- kavernös: Gefäßkonvolute, Pooling, Phlebolithen

▶ Traumabedingte Gefäßveränderungen

- Verlagerung
- Stenose
- Verschluß
- Abriß
- Aneurysma
- Fistel
- Dissektion
- Kontrastmittelextravasat

▶ Tumorbedingte Gefäßveränderungen

- atypische Gefäßarchitektur
- Mikroaneurysmen
- Gefäßneubildungen
- parasitäre Gefäße
- Encasement
- Gefäßverdrängung
- arteriovenöse Shunts

▶ Phlebothrombose

- Risikofaktoren: Operation, Immobilisation, Tumor, Adipositas, Gravidität, Kontrazeptiva, Koagulopathien (Mangel Antithrombin III, Protein C, Protein S, Funktionsstörung Thrombozyten)
- Sono
  - aufgeweitetes Lumen
  - fehlende Kompressibilität
  - fehlende Atemmodulation
  - stationäre Binnenechos
  - fehlende zusätzliche Aufweitung unter Valsalva-Manöver

- Farbdopplersono
  - fehlendes Strömungssignal
- Phlebo
  - akute Thrombose
    - zylindrischer Füllungsdefekt
    - feiner Kontrastmittelsaum
    - proximale Ausdehnung
  - postthrombotisches Syndrom
    - strickleiterartige Füllungsdefekte
    - wechselnde Venenweite
    - geschrumpfte Venenklappen

▶ Varikosis

- primär
  - durch Disposition, Orthostase, Adipositas, Gravidität
  - Stammvenenvarikosis (V. saphena magna/parva)
    - fehlendes Teleskop-Zeichen
    - retrograde Blutströmung
    - geschlängelte Stammvenen
    - venöse Aneurysmen
    - Grade, abhängig vom distalen Insuffizienzpunkt:
    - I: Mündungsklappe
    - II: oberhalb des Kniegelenks
    - III: unterhalb des Kniegelenks
    - IV: distaler Unterschenkel
  - Seitenastvarikosis
    - geschlängelte Seitenäste
  - Perforansvarikosis
    - antegrade Füllung des oberflächlichen Venensystems bei distalem Stau
    - aufgerichteter Verlauf der unpaarigen Perforansvenen
- sekundär
  - durch postthrombotisches Syndrom
  - destruierte Venenklappen
  - Rekanalisation
  - Kollateralisation
  - perivaskuläre Fibrosierung

▶ Lymphozelen

- Komplikation nach Lymphadenektomie oder Trauma
- liquide Raumforderungen mit glatter und dünner Wand im ehemaligen Operationsgebiet

▶ Lymphknotenmetastasen in der Lymphographie

- rundliche Lymphknotenvergrößerung
- Speicherdefekte
  - vom Marginalsinus ausgehend
  - auf Lymphangiogramm und Lymphadenogramm
  - ggf. völlige Aufbrauchung
- unscharfe Lymphknotenkontur

4. Ösophagus, Magen, Darm

4. Ösophagus, Magen, Darm

Anatomie

▶ Physiologische Ösophagusengen

- Aortenbogen
- linker Hauptbronchus
- Zwerchfell

▶ Ösophagusperistaltik

- primäre: durch Schlucken eines Bolus, Transportfunktion
- sekundäre: durch Irritation der Schleimhaut, Reinigungsfunktion
- tertiäre: unregelmäßige Kontraktionen ohne Transportfunktion, durch Trauma, Operation, Infektion, Neuropathie, Myopathie, Kollagenosen sowie physiologisch im Alter

▶ Duodenum

- Bulbus
- Pars horizontalis
  - Kontakt zu Gallenblase und Gallengang
- Pars descendens
  - Kontakt zu Pankreaskopf
- Pars horizontalis inferior
- Pars ascendens

▶ Dünndarm

- Flexura duodenojejunalis linker Oberbauch
- Ileum terminale rechter Unterbauch
- Jejunum: Lumenweite 35-45 mm, 4-8 Falten pro 2,5 cm Segment
- Ileum: Lumenweite 30 mm, 2-4 Falten pro 2,5 cm Segment

▶ Bezug des Kolons zum Peritoneum

- Zökum: retroperitoneal
- Colon ascendens: retroperitoneal
- Colon transversum: intraperitoneal
- Colon descendens: retroperitoneal
- Colon sigmoideum: intraperitoneal
- Rektum: extraperitoneal

▶ Arterielle Versorgung der verschiedenen Darmabschnitte

- rechtes Hemikolon: A. mesenterica superior mit A. ileocolica, A. colica dextra und A. colica media
- linkes Hemikolon: A. mesenterica inferior mit A. colica sinistra, A. rectosigmoidea und A. rectalis superior
- Wasserscheide zwischen den Versorgungsgebieten der Aa. mesentericae an der linken Flexur
- untere zwei Drittel des Rektums aus der A. iliaca interna

▶ Retroperitoneum

- vorderer Pararenalraum
  - Duodenum, Pankreas, Colon ascendens, Colon descendens, große Gefäße
- Perirenalraum
  - Nieren, Nebennieren
- hinterer Pararenalraum
  - M. psoas

Pathologie

▶ Ösophagusfremdkörper

- schattengebend: direkter Nachweis
- nicht schattengebend: Kontrastmittelstop, Kontrastmittelbeschlag

▶ Ösophagusstenosen

- Membranstenosen
  - dünne Schleimhautduplikaturen im zervikalen Ösophagus
- A. lusoria
  - aberrierende rechte A. subclavia aus dem linken Aortenbogen
- Arcus aortae duplex
- Arcus aortae dexter
- atypischer Verlauf der linken A. pulmonalis

▶ Achalasie

- Koordinations- und Innervationsstörung des Auerbach-Plexus
- Dauerkontraktion des distalen Ösophagussphinkters mit Aufweitung des proximalen Ösophagus
- bei älteren Patienten auch als paraneoplastischer Prozeß

- Dysphagie, retrosternale Schmerzen, Regurgitation, nächtliches Husten, Gewichtsabnahme
- spitzwinklige Stenose, glatte Schleimhautkontur, verzögerte Kontrastmittelpassage
- Luft-Flüssigkeits-Spiegel
- KO: nächtliche Aspiration, sekundäre Pneumonie, Malnutrition, Ösophaguskarzinom
- DD: Ösophagusstriktur, Ösophaguskarzinom, Chagas-Krankheit, Magenkarzinom, Aortenaneurysma

▶ Ösophagusdivertikel

- Pulsionsdivertikel
  - erworben
  - falsche Divertikel, nicht alle Wandschichten ausgestülpt
  - enger Hals, formvariabel, nicht fixiert
  - Prädilektionsstellen: zervikal, epiphrenisch
- Traktionsdivertikel
  - durch Retraktion vernarbender mediastinaler Lymphknoten (Tuberkulose)
  - echte Divertikel, alle Wandschichten ausgestülpt
  - breiter Hals, nicht formvariabel, fixiert
  - Prädilektionsstellen: thorakal
- Zenker-Divertikel
  - Austrittsstelle an der Hinterwand des pharyngoösophagealen Übergangs (Schwachstelle des M. cricopharyngeus)
  - kleine Divertikel in der Mittellinie, größere Divertikel links
  - Kontrastmittelretention, Ösophaguskompression

▶ Kollagenosen

- Motilitätsstörung durch Fibrose der Submukosa bei Sklerodermie
- starres Rohr, chronische Refluxösophagitis

▶ Ösophagusvarizen

- serpiginöse Kontrastmittelaussparungen im mittleren und unteren Drittel
- deutlichere Darstellung durch Kopftieflage bzw. Valsalva-Manöver

▶ Ösophagusperforation

- durch Verätzung, Bestrahlung, Tumor oder iatrogen (Endoskopie, Sondierung, Bougierung)
- Morbus Boerhaave: spontane Ruptur im distalen Ösophagus durch intraabdominale Drucksteigerung (Erbrechen, Husten)

- Mallory-Weiss-Syndrom: intramuraler Mukosaeinriß im distalen Ösophagus mit schweren Blutungen
- Verbreiterung des paravertebralen Weichteilschattens
- Obliteration der Aorta descendens
- linksseitiger Pleuraerguß
- Pneumomediastinum
- Weichteilemphysem
- KO: Mediastinitis

▶ Ösophagustumoren

- benigne: Leiomyom, Lipom, Neurinom, Fibrom
- maligne: Plattenepithelkarzinom, Adenokarzinom
  - polypös: polypöse Raumforderung
  - ulzerierend: unregelmäßige Schleimhautdefekte
  - zirrhös: diffuse Wandstarre
  - prästenotische Dilatation bei endophytischem Wachstum
- CT: Nachweis einer Infiltration von Aorta, Tracheobronchialsystem und Perikard
- KO: tracheoösophageale Fistel

▶ Refluxösophagitis

- Erosionen
- Ulzera
- Motilitätsstörungen
- Strikturen
- Brachyösophagus

▶ Barrett-Ösophagus

- Magenschleimhautinseln im distalen Ösophagus
- tiefe Ulzera mit unregelmäßigem Ulkusgrund
- Biopsie wegen Entartungsgefahr

▶ Soorösophagitis

- Befall des gesamten Ösophagus
- multiple feine Exulzerationen der Mukosa

▶ Hiatushernie

- axiale Gleithernie (95 %)
  - Kardia oberhalb des Hiatus oesophageus

- in Bauchlage drei Einschnürungen
  - oberer Ring: Vestibulum gastrooesophageale
  - mittlerer Ring: Schleimhautgrenze zwischen Ösophagus und Magen (Schatzki-Ring)
  - unterer Ring: Zwerchfelleinschnürung
- Überprüfung der Beweglichkeit im Stehen und Liegen
- paraösophageale Hernie (5 %)
  - Fundus mit intrathorakaler Lage, Kardia an typischer Stelle
  - KO: Inkarzeration
- Upside-down-Magen
  - intrathorakaler Magen
  - Luftaufhellung hinter dem Herzschatten
- DD: Brachyösophagus (kurzer Ösophagus, intrathorakaler Magenabschnitt, fehlende Kardia)

▶ Zwerchfellhernien

- Bochdalek-Hernie
- Morgagni-Hernie
- traumatische Zwerchfellhernie
  - links häufiger als rechts
  - DD: Relaxatio diaphragmatica (Magen und Kolon unter dem Zwerchfell)

▶ Entzündliche Magenerkrankungen

- erosive Gastritis: flache Läsionen, zentrales Kontrastmitteldepot
- Morbus Ménétrier: verdickte Falten, verbreiterte Faltentäler
- atrophische Gastritis: reduzierte Falten, abgeflachte Falten
- Linitis plastica: verdickte Magenwand, eingeengtes Magenlumen

▶ Magenulkus

- eher benigne
  - eher kleine Kurvatur
  - Profilbild: Ulkus außerhalb der Magenkontur, glatter Ulkusrand, Hampton-Linie, Ulkusfinger
  - Aufsichtsbild: glattes Kontrastmitteldepot, Faltenkonvergenz
- eher maligne
  - eher große Kurvatur
  - Profilbild: Ulkus innerhalb der Magenkontur, unregelmäßiger Ulkusrand, keine Hampton-Linie, Wandstarre
  - Aufsichtsbild: unregelmäßiges Kontrastmitteldepot, Faltenabbrüche

- Hampton-Linie: Aufhellungslinie zwischen Ulkushals und Ulkuskrater durch aufgeworfene Mukosa am Eingang zum Ulkus
- postbulbäre Ulzera praktisch nur bei Zollinger-Ellison-Syndrom
- histologische Abklärung erforderlich

▶ Magentumoren

- benigne: Adenom, Polyp, Leiomyom, Lipom, Neurinom, Fibrom
- maligne: Frühkarzinom, Karzinom, Sarkom, Lymphom

▶ Magenpolyp

- glatte Oberfläche
- breitbasig aufsitzend oder gestielt
- Profilbild: Wanddefekte
- Aufsichtsbild: in das Darmlumen hineinragende Raumforderung
- malignomverdächtig bei unregelmäßiger Oberfläche, Durchmesser über 1 cm und eingezogener Basis
- histologische Abklärung erforderlich

▶ Magenfrühkarzinom

- Beschränkung auf Mukosa und Submukosa, unabhängig von Größe und Lymphknotenmetastasierung
- vorgewölbte, oberflächliche und eingesenkte Form

▶ Magenkarzinom

- Ausbreitung auf Muscularis propria, Serosa und Umgebung
- polypöse, schüsselförmige, infiltrierend ulzeröse und diffus infiltrierende Form

▶ Magenoperationen

- Gastroenterostomie
- Billroth-I-Resektion (End-zu-End-Anastomose)
- Billroth-II-Resektion (antekolische Gastroenterostomie; resezierter Magenteil wird geschlossen, Braun-Enteroanastomose)
- Gastrektomie
- postoperative Kontrolle: Anastomosenstenose, Anastomoseninsuffizienz
- spätere Kontrolle: funktionelle Abläufe, krankhafte Veränderungen (Stenose, Ulkus, Invagination, Tumorrezidiv)

▶ Faltenvergrößerung des Duodenums

- entzündlich: Ulkus, Duodenitis, Hyperplasie der Brunnerschen Drüsen, ektope Magenschleimhaut, ektopes Pankreasgewebe

- neoplastisch: Karzinom, Sarkom, Lymphom, Karzinoid, Metastasen
- intramurale Blutung
- Morbus Whipple
- Amyloidose
- Varizen

▶ Lumeneinengung des Duodenums

- Duodenalatresie
- Pylorusstenose
- Pancreas anulare
- Duodenaldivertikel
- Duodenaltumor

▶ Faltenverlust des Dünndarms

- Normalbefund im Ileum
- Zöliakie im Jejunum
- Morbus Crohn, atrophisches Stadium
- Tuberkulose, Endstadium
- fokale Darmischämie
- chronische Strahlenenteritis

▶ Lumeneinengung des Dünndarms

- extrinsisch
  - Verwachsungen
  - Metastasen
  - Karzinoid
  - Hernien
  - Abszesse
- intrinsisch
  - Tumoren
  - Entzündungen
  - Ischämie
  - Invaginationen
  - Gallenstein

▶ Meckel-Divertikel

- 20-100 cm aboral der Bauhin-Klappe an der antimesenterialen Wand des Dünndarms

- Kontrastmittelaussparungen am Divertikelgrund durch Heterotopie von Magenschleimhaut oder Pankreasgewebe
- KO: Obstruktion, Divertikulitis, Blutung, Entartung

▶ Morbus Crohn

- Abdominalschmerzen rechter Unterbauch, Diarrhoe selten blutig, Übelkeit, Appetitlosigkeit, Gewichtsverlust, Fieber
- terminales Ileum
- kraniokaudale Ausbreitung, segmentaler Befall
- frühes Stadium: disseminierte Schleimhautvorwölbungen, aphthoide Ulzera
- akutes Stadium: gezähnelte Wandkonturen, distanzierte Darmschlingen, Faltenvergrößerungen, Pflastersteinrelief, Pseudopolypen, vorgetäuschte Stenosen, tiefe Ulzera
- chronisches Stadium: Strikturen, Pseudodivertikel
- Pflastersteinrelief: flächenhafte Schleimhautschwellungen mit dazwischenliegenden Ulzerationen
- KO: Ileus, Fisteln (enteroenteral, enterokutan, enterovaginal, enterovesikal, enterourethral), Abszesse

▶ Infektiöse Enteritis

- Bakterien, Viren, Parasiten
- Passagebeschleunigung, Tonus- und Motilitätsstörungen, Faltenverbreiterung
- unregelmäßiges Füllungsbild durch abnorme Kontraktionen, schlechter Schleimhautbeschlag und ausgeflocktes Kontrastmittel durch vermehrte Flüssigkeit, distanzierte Dünndarmschlingen durch mesenteriales Ödem

▶ Entzündliche Veränderungen im terminalen Ileum

- Morbus Crohn
- Tuberkulose
- Shigellose
- Colitis ulcerosa (Backwash-Ileitis)
- Yersiniose
- Strahlenenteritis
- Morbus Behçet

▶ Nekrotisierende Enterokolitis

- I (Frühstadium): weitgestellte und distanzierte Darmschlingen
- II (fortgeschrittenes Stadium): Pneumatosis intestinalis

- III (Spätstadium): Pneumoportogramm
- IV (Operationsstadium): Aszites, konstant stehende Darmschlingen, Pneumoperitoneum

▶ Pneumatosis intestinalis

- Ulzerationen
- nekrotisierende Enterokolitis
- Tumoren

▶ Zöliakie (Sprue)

- glutensensitive Enteropathie
- Diarrhoe, okkulte gastrointestinale Blutungen, Malabsorption
- in 10 % maligne Tumoren, vor allem Lymphome
- Zahl und Höhe der Jejunumfalten verringert (Kolonisierung des Jejunums)
- Zahl und Höhe der Ileumfalten erhöht (Jejunisierung des Ileums)
- erhöhte Peristaltik
- verringerter Wandbeschlag

▶ Malabsorption

- häufig: Zöliakie
- selten: bakterielle Überbesiedlung, Morbus Whipple, intestinale Lymphangiektasie

▶ Dünndarmtumoren

- Metastasen
- Peritonealkarzinose
- Karzinom, Sarkom, Lymphom, Karzinoid
- hyperplastische Polypen (Cronkhite-Canada-Syndrom), adenomatöse Polypen (Gardner-Syndrom), polypöse Hamartome (Peutz-Jeghers-Syndrom), mesenchymale Tumoren

▶ Lokalisation gastrointestinaler Karzinoide nach Häufigkeit

- Appendix
- Dünndarm
- Kolon
- Magen
- Duodenum

▶ Darmblutung

- Lokalisation der Blutungsquelle im Magen durch Gastroskopie, im Dünndarm durch Angiographie, im Dickdarm durch Koloskopie
- bei Koagulopathien Darmwandhämatom, keine Angiographieindikation
- Entzündung, Ulkus, Divertikel, Trauma: direktes Kontrastmittelextravasat, Kontrastmitteldepot
- Tumor: atypische Gefäßarchitektur, Neovaskularisation
- Angiodysplasie: arteriovenöse Shunts, Gefäßknäuel
- bei selektiver Technik Blutungsnachweis angiographisch ab 0,5-1 ml/min (szintigraphisch ab 0,1-0,3 ml/min) möglich
- superselektive Embolisation bei hämodynamisch wirksamen Blutungen zum präoperativen Zeitgewinn möglich (z.B. Vasopressin, Gelfoam, Minispiralen)

▶ Darmischämie

- akut: plötzliche Abdominalschmerzen, ausgeprägte Kreislaufdepression, beschwerdefreies Intervall; nach 24 h paralytischer Ileus, blutige Diarrhoe, zunehmende Schocksymptomatik; oft absolute Arrhythmie, Vorhofflimmern, hohes Lebensalter
- chronisch: postprandiale Abdominalschmerzen
- okklusiv: durch Embolie, Inkarzeration von Darmabschnitten (Volvulus, Briden, Hernien), Thrombose
- nicht-okklusiv: durch Schock, Hypotonie, Herzinsuffizienz
- arterieller Verschluß am häufigsten A. mesenterica superior, selten A. mesenterica inferior, am seltensten Truncus coeliacus
- bei embolischem Verschluß kappenartiger Kontrastmittelabbruch
- venöser Verschluß führt zu hämorrhagischer Infarzierung
- daumendruckartige Impressionen an der Darmwand durch submuköse Hämatome
- segmentale Spiegelbildung und Wandverdickung
- bei Infarkt und Nekrose intramurale Gasansammlungen
- im Frühstadium lokale Lyse möglich

▶ Divertikulose

- Colon sigmoideum, Colon descendens
- Profilbild: Wandausstülpungen
- Aufsichtsbild: Kontrastmittelseen
- Kontrastmittelaussparungen durch Kotreste
- CT: Verdickung der Darmwand

- Divertikulitis: Einengung der Divertikelhälse
- KO: Stenosen, Fisteln (Luft in Harnblase oder Vagina), Abszesse

▶ Entzündliche Dickdarmerkrankungen

- Colitis ulcerosa
- Morbus Crohn
- ischämische Kolitis
- radiogene Kolitis
- pseudomembranöse Kolitis

▶ Colitis ulcerosa

- Abdominalschmerzen mittlerer Unterbauch, Diarrhoe häufig blutig, Übelkeit, Appetitlosigkeit, Gewichtsverlust, Fieber
- Rektum, Kolon; in 10 % Backwash-Ileitis
- kaudokraniale Ausbreitung, kontinuierlicher Befall
- Kragenknopfulzera
- Pseudopolypen
- vergrößerte Distanz zwischen Sakrum und Rektum durch Periproktitis
- Haustrenverlust
- Bleirohrkolon
- KO: toxisches Megakolon, Blutung, Perforation, maligne Entartung
- zur Unterscheidung von Colitis ulcerosa und Morbus Crohn Rektosigmoidoskopie mit Biopsie

▶ Extraintestinale Manifestationen bei Morbus Crohn und Colitis ulcerosa

- Haut: Erythema nodosum, Pyoderma gangraenosum
- Gelenke: Polyarthritis, Sakroiliitis
- Nieren: Amyloidose
- Lungen: fibrosierende Alveolitis
- Gallenwege: sklerosierende Cholangitis
- Herz: Perimyokarditis
- Augen: Iridozyklitis, Uveitis
- Blut: Anämie, Thrombose

▶ Appendizitis

- CT
  - verdickte Appendixwand
  - umgebende Zeichnungsvermehrung

- regionale Lymphadenopathie
- Appendikolithen
- Abszeß
- Phlegmone
- Sono
  - akute Appendizitis: verdickte Appendixwand, fehlende Peristaltik, fehlende Kompressibilität, fehlende Gaseinschlüsse, freie Flüssigkeit, erhöhte Farbkodierung
  - perforierte Appendizitis: aufgehobene Wanddifferenzierung, inhomogenes Konglomerat, lokale Abszeßbildung, freie Flüssigkeit

▶ Dickdarmpolypen

- benigne: hyperplastische Polypen, Adenome (tubulär, villös, tubulovillös), juvenile Polypen, mesenchymale Tumoren
- maligne: Karzinom, Lymphom, Metastasen
- nach oberflächlicher endoskopischer Biopsieentnahme keine Latenzzeit, nach tiefer endoskopischer Biopsieentnahme und Polypektomie Latenzzeit von 14 Tagen bis zur Durchführung eines Kolonkontrasteinlaufs
- anderenfalls Gefahr von Perforation, intramuraler Kontrastmittelextravasation und venöser Kontrastmittelintravasation

▶ Kolorektales Karzinom

- Rektum, Colon sigmoideum
- exulzerierend: Stenose, überhängende Ränder, breite Schleimhautulzerationen, Spiculae
- polypoid: in das Darmlumen hineinragende Raumforderung, breite Basis, unregelmäßige Kontur
- bei proximalen Rektumkarzinomen kontinenzerhaltende anteriore Rektumresektion, bei distalen Rektumkarzinomen abdominoperineale Rektumamputation

▶ Rezidivdiagnostik nach kolorektalem Karzinom

- CT/MR: Tumorgewebe mit Enhancement, Narbengewebe ohne Enhancement
- PET
- DS: Biopsie

▶ Gastrointestinale Obstruktion beim Neugeborenen

- Ösophagusatresie
  - sofortiges Ausspucken der Nahrung
  - laterale Aufnahme nach Injektion von wenig Luft

- bei Kontrastmittel Gefahr der Aspiration
- am häufigsten mit distaler tracheoösophagealer Fistel
• Pylorusatresie
  - verzögertes Ausspucken der Nahrung
  - geblähter Magen, luftleerer Darm
• Duodenalobstruktion
  - galliges Erbrechen
  - Doppelluftblase des luftgefüllten Magens und Duodenums mit Spiegelbildung
  - distaler Darm luftleer
• Dünndarmobstruktion
  - durch Mekoniumileus, Ileumatresie, Rotationsanomalie
  - Dilatation und Flüssigkeitsspiegel der Dünndarmschlingen vor dem Hindernis
• Enddarmobstruktion
  - durch Morbus Hirschsprung, Analatresie

▶ VATER-Assoziation

- vertebrale vaskuläre Anomalie
- Analatresie
- tracheoösophageale Fistel
- Ösophagusatresie
- radiale renale Anomalie

▶ Hypertrophe Pylorusstenose

- Entwicklung im Verlauf der ersten Lebenswochen
- Jungen, Erstgeborene, Frühgeborene
- postprandiale Schmerzen, schwallartiges Erbrechen
- geblähter Magen, luftarmer Darm
- Sono: Verdickung und Verlängerung des Pylorus

▶ Invagination

- Verdacht auf intestinale Invagination (meist ileoileal oder ileozökal) Notfall
- 90 % der Patienten zwischen 2 Monaten und 2 Jahren alt
- kolikartige Schmerzen und blutiger Stuhl im Verlauf von 24-48 h
- Sono: proximales Intussuszeptum von distalem Intussuszipiens eng umgeben (Darm-in-Darm), im Längsschnitt Pseudo-Kidney, im Querschnitt Target-Zeichen

- Farbdopplersono: Durchblutung des Invaginats
- Invaginationskokarde dick und mehrschichtig, manchmal auftretende Postinvaginationskokarde dagegen dünn und zweischichtig
- in den ersten 6 h hohe Chance der Desinvagination (hydrostatisch oder pneumatisch)
- Kontraindikationen für die konservative Desinvagination
  - Darmperforation
  - hypovolämischer Schock
  - Peritonitis

▶ Pneumoperitoneum

- nach Operation, Perforation eines Hohlorgans, Laparoskopie
- am sichersten in Linksseitenlage nachweisbar
- Luft zwischen Leber und rechter Bauchwand
- in 20 % konventionell nicht nachweisbar, Klärung mit Sono bzw. CT
- DD: Chilaiditi-Syndrom

▶ Pneumoretroperitoneum

- nach Duodenal-, Sigma-, Rektumperforation
- am sichersten im Liegen nachweisbar
- Luft entlang der Psoasränder, Faszien und Gefäße
- im Gegensatz zu intraperitonealer Luft Orts- und Konfigurationskonstanz nach Lagewechsel
- KO: Mediastinalemphysem

▶ Aerobilie

- durch Gallensteinperforation, emphysematöse Cholezystitis, biliodigestive Anastomose, Papillotomie
- KO: Gallensteinileus

▶ Aszites

- durch Entzündungen, Tumoren, Pfortaderhochdruck, Rechtsherzinsuffizienz, Hypoproteinämie
- frei oder gekammert
- perihepatisch, perilienal, in den Flanken, zwischen den Darmschlingen und im Douglas-Raum
- zentralisierte und distanzierte Darmschlingen

▶ Peritonitis

- atone und distanzierte Darmschlingen

- CT: Verdickung von Darmwand, Peritoneum und Omentum

▶ Abszesse

- nach Operation, Perforation, Darmentzündung
- subphrenisch, subhepatisch und im Douglas-Raum
- weichteildichte Raumforderung, Gasansammlung, basale Pleuropneumonie, Zwerchfellhochstand
- nuklearmedizinische Suchmethoden: 67Ga-Zitrat- und 111In-Leukozyten-Szintigraphie

▶ Peritonealkarzinose

- CT: klein- bis grobnoduläre Verdickungen von Bauchwand, Darmwand, Leber und Milz
- erschwerter Nachweis bei gleichzeitigem Aszites
- bei Ovarialkarzinom Verkalkung der Herde möglich
- Pseudomyxoma peritonei bei Zystadenokarzinom des Ovars

▶ Ileus

- mechanischer
  - durch Tumoren, Adhäsionen, Briden, Skybala, Hernieninkarzeration, Invagination, Volvulus
  - klingende Darmgeräusche
  - gashaltige geblähte Darmschlingen mit Flüssigkeitsspiegel
  - Darm hinter der Obstruktion kollabiert
  - durch Sekretansammlung im Darm wird Lokalisation der Obstruktion zu hoch vermutet
  - Dünndarmileus: orale Kontrastdarstellung (jodhaltiges KM) durch starken Verdünnungseffekt ungenau
  - Dickdarmileus: rektale Kontrastdarstellung (jodhaltiges KM)
  - Sono: erweiterte Darmschlingen bei lebhafter Peristaltik
- paralytischer
  - durch Peritonitis, Intoxikation, Elektrolytstörung, Proteinmangel, Arterienverschluß, Venenverschluß, Vaskulitis
  - fehlende Darmgeräusche
  - Sono: erweiterte Darmschlingen bei fehlender Peristaltik

▶ Postoperative Flüssigkeitsansammlungen

- Lymphozele: nach Lymphgefäßverletzung
- Serom: Ansammlung interstitieller Flüssigkeit
- Urinom: nach Harnleiterverletzung

▶ Retroperitoneale Tumoren

- Lipom, Liposarkom, Leiomyom, Leiomyosarkom, Fibrom, Fibrosarkom, Neurofibrom, Neuroblastom und extragonadale Keimzelltumoren
- malignomverdächtig bei unregelmäßiger Begrenzung, infiltrativem Wachstum, Enhancement, Harnstau
- Tumorkernschatten, unscharfe Psoaskontur, verlagerte Ureteren
- DS: perkutane Biopsie

▶ Retroperitoneales Hämatom

- Operation
- Trauma
- Aneurysmablutung
- Gerinnungsstörung
- Antikoagulation

▶ Retroperitoneale Fibrose

- durch Strahlentherapie, inflammatorisches Aortenaneurysma, Medikamente und bei der primären retroperitonealen Fibrose (Morbus Ormond)
- Beginn distal der Nierengefäße
- Urographie: medialisierte Ureteren, zylindrische Stenosen, prästenotische Dilatation
- CT: strangförmige Gewebeveränderungen, variables Enhancement
- DS: perkutane Biopsie, da ähnliche Befunde bei malignen Lymphomen auftreten können
- KO: Harnstau

5. Leber, Gallenwege, Pankreas, Milz

5. Leber, Gallenwege, Pankreas, Milz

Anatomie

▶ Funktionelle Leberanatomie

- basierend auf Verlauf Lebervenen bzw. Pfortaderäste
- rechte Leber
  - anteromedial: kranial Segment VIII, kaudal Segment V
  - posterolateral: kranial Segment VII, kaudal Segment VI
- linke Leber
  - anterior: Segment IV = Lobus quadratus, Segment III
  - posterior: Segment II
- Lobus caudatus
  - Segment I

▶ Varianten der Gallenwege

- intrahepatische Gallenblase
- tiefe Einmündung eines rechtsseitigen Gallengangs in den Ductus hepaticus communis oder Ductus cysticus
- tiefe Zystikusmündung

▶ Varianten des Pankreas

- Pancreas divisum
  - Fusionsanomalie mit fehlender Verschmelzung der ventralen und dorsalen Anlage, so daß zwischen Ductus Wirsungianus (ventraler Pankreasgang) und Ductus Santorini (dorsaler Pankreasgang) keine Verbindung besteht
- Pancreas anulare
  - bogenförmiger Verlauf des Ductus pancreaticus um das Duodenum, oft Duodenalstenose und Begleitpankreatitis
- partielle Pankreasagenesie

Pathologie

▶ Benigne zystische Leberveränderungen

- kongenitale Zysten
  - Sono: echofreie Raumforderung, rundovale Form, glatte Wand, dorsale Schallverstärkung, lateraler Schallschatten

- CT: wasseräquidense Raumforderung, kein Enhancement
- MR: T1 signalarm, T2 signalreich
- DD: posttraumatische Zyste, Echinococcus cysticus
• Echinococcus cysticus
  - Zysten, Tochterzysten, Septen, Verkalkungen
• Echinococcus alveolaris
  - solide Raumforderung, zystische Anteile, infiltratives Wachstum, amorphe Verkalkungen, perifokales Enhancement, hiläre Lymphknoten
• pyogener Abszeß
  - Zwerchfellhochstand, Pleuraerguß, Atelektasen
  - Sono: echoarme Raumforderung, Gaseinschlüsse, Flüssigkeitsspiegel
  - CT: hypodense Raumforderung, Randenhancement, Gaseinschlüsse
• nichtpyogener Abszeß
  - Amöbenabszeß: infiltratives Wachstum
  - mykotischer Abszeß (Kandida, Aspergillus, Kryptokokkus): zentrales Enhancement, multilokulär
  - Schistosomenabszeß: periportale Fibrose

▶ Benigne solide Leberveränderungen

• Hämangiom
  - Sono: typischerweise echoreiche, scharf begrenzte Raumforderung; Veränderung der Echogenität durch Thrombosierung, Fibrosierung, Verkalkung
  - CT: hypodense Raumforderung, Irisblendenphänomen, verzögertes Enhancement
  - MR: T1 signalarm, Irisblendenphänomen; T2 signalreich, Glühbirnenphänomen
    - DD: hypervaskularisierte Metastasen
  - Blutpoolszintigraphie: Perfusionsphase Speicherdefekt, Blutpoolphase Mehranreicherung
    - DD: Angiosarkom
  - Kolloidszintigraphie: Speicherdefekt
  - Angio: Kontrastmitteldepot mehr als 30 s
• fokal-noduläre Hyperplasie
  - Frauen
  - Sono: angedeutet echoarme, manchmal gestielte Raumforderung; arterielle Signale
  - CT: hypodense Raumforderung, früharterielles Enhancement, frühes Washout, zentrale Narbe

- MR: T1 signalgleich, T2 signalgleich mit signalreicher Narbe; nach SPIO T2 Enhancement mit prominenter signalreicher Narbe
- Leberfunktionsszintigraphie: Mehranreicherung in Perfusions- und Exkretionsphase
- Angio: Radspeichenmuster
• Adenom
  - junge Frauen mit hormonaler Kontrazeption
  - Sono: angedeutet echoreiche Raumforderung, zentrale venöse Signale
  - CT: hypodense Raumforderung, hyperdense Blutungsanteile
  - MR: T1 signalreich (Fett- und Glykogenanteile), T2 signalgleich; nach SPIO T2 Enhancement meist weniger als normales Parenchym

▶ Maligne Leberveränderungen

• hepatozelluläres Karzinom
  - Männer
  - bei Leberzirrhose, Hepatitiden, Hämochromatose, Aflatoxin
  - häufig AFP-Erhöhung
  - Sono: meist echoarme, schlecht abgrenzbare Raumforderung; arterielle Signale
  - CT: bei stark vaskularisierten Tumoren in der Frühphase starkes Enhancement, in der Spätphase isodens; bei schwach vaskularisierten Tumoren protrahiertes Enhancement
  - MR: T1 signalgleich bis signalreich (Glykogenvermehrung, fettige Degeneration, Einblutung), T2 signalreich; nach SPIO T2 kein Enhancement
• fibrolamelläres Karzinom
  - bessere Prognose
  - glatte Begrenzung, zentrale Verkalkungen
• Metastasen
  - bei Kolonkarzinom, Bronchialkarzinom, Mammakarzinom, Pankreaskarzinom
  - präoperativ Anzahl, Größe und Segmentlokalisation zu bestimmen
  - Sono: echoarme, echogleiche oder echoreiche Läsionen, Bull's eye-Läsionen, Target-Läsionen
    - Sono nach Kontrastmittelgabe in Phaseninversionstechnik: Kontrastmittelaussparung
  - CT: vor und nach Kontrastmittelgabe hypodense Raumforderungen; bei stark vaskularisierten Metastasen (Karzinoid, Inselzelltumor, Phäochromozytom, Nierenkarzinom) Frühphase hyperdens, Spätphase isodens

- intraarterielle CT: Leberparenchym normalerweise 75 % portalvenöse, 25 % arterielle Blutversorgung, maligne Neoplasien hauptsächlich arterielle Blutversorgung; Katheter in A. hepatica (CTA): Neoplasie hyperdens, Parenchym hypodens; Katheter in A. lienalis oder A. mesenterica superior (CTAP): Neoplasie hypodens, Parenchym hyperdens; CTA bei primären, CTAP bei sekundären Neoplasien
- MR: T1 signalarm, T2 signalreich; nach SPIO T2 kein Enhancement
- interventionelle radiologische Therapie: Chemoembolisation, Radiofrequenzablation, Laserablation, perkutane Ethanolinjektionstherapie

▶ Chemoembolisation von Lebertumoren

- Aortographie
  - Erfassung aller Leberarterien
- Splenoportographie
  - Durchgängigkeit der Pfortader
- selektive Darstellung aller vorhandenen Leberarterien
- selektive Sondierung der tumorversorgenden Leberarterien
- Chemoembolisation
  - Okklusion der Kapillaren durch Lipiodol
  - Chemotherapeutikum (Mitomycin C, Epirubicin, 5-Fluorouracil)
  - Okklusion der Arteriolen durch Gelfoam
- Abschlußkontrolle
  - Darstellung des verminderten arteriellen Zuflusses zum Zielgebiet
  - Darstellung der Belegung des Herds
  - Darstellung des erhaltenen arteriellen Zuflusses außerhalb des Zielgebiets
- anhaltende Deposition des Embolisats im Tumorbereich als Zeichen einer temporären Remission
- ggf. Kombination mit Thermoablation
- KO: bei Zurückfließen des Embolisats in das Nebenstromgebiet bei Zugang über Truncus coeliacus Belegung von Magen und Pankreas, bei Zugang über A. mesenterica superior Belegung von Dünndarm; Funktionsverschlechterung der Leber

▶ Lebertrauma

- Leber nach Milz und Nieren am häufigsten verletzt
- vor allem rechter Leberlappen
- Kontusion, Lazeration, Ruptur, Hämatom

▶ Diffuse Leberveränderungen

- Steatose
  - durch Alkoholabusus, Diabetes, Adipositas, Medikamente
  - fokale Steatose bzw. Nonsteatose vor allem in den Regionen Gallenblasendach, Pfortaderaufzweigung, Hohlvene, Leberkuppel
  - Sono: vergrößerte Leber, konvexbogige Konturen, stumpfwinkliger Rand, echoreiche Binnenstruktur
  - CT: Dichteabnahme
- Hepatitis
  - durch bildgebende Verfahren Ausschluß einer biliären Obstruktion als Ursache der Hepatitis
- Leberzirrhose
  - durch Alkoholabusus, Gallensteine
  - Sono: vergrößerte Leber, wellige Konturen, abgerundeter Rand, vergrößerter Lobus caudatus, inhomogene Binnenstruktur, rudimentäre Lebervenen, verbreiterte Portalfelder
  - Splenomegalie, portosystemische Kollateralen, Aszites
- Hämochromatose
  - primäre Form: Hämochromatose (Eisenablagerung in Hepatozyten)
  - sekundäre Form: Hämosiderose (Eisenablagerung in Kupffer-Zellen von Leber, Milz und Knochenmark)
  - CT: Dichtezunahme
  - MR: T2 Signalintensitätsabnahme, bei der Hämosiderose auch der Milz

▶ Leberzirkulationsstörungen

- arterielle Blutzufuhr
  - Aneurysma der A. hepatica
    - Panarteriitis, Atherosklerose, kongenital, posttraumatisch, Pankreatitis, Cholezystitis
  - Infarkt
    - wegen dualer Gefäßversorgung selten
  - intrahepatische portalvenöse Gasansammlung
    - Darminfarkt, entzündliche Darmerkrankung, hämorrhagische Pankreatitis, Pfortaderintervention
- venöser Blutabfluß
  - Stauung
    - chronische Herzinsuffizienz, konstriktive Perikarditis

- Budd-Chiari-Syndrom
  - Koagulopathien, Neoplasien, Trauma, Gravidität
  - Hepatomegalie, Aszites
  - DS: Angiographie
- portalvenöse Blutzufuhr
  - portale Hypertonie bei Erhöhung des Portalvenendrucks über 8 mm Hg
  - posthepatisch (chronische Herzinsuffizienz, konstriktive Perikarditis, Budd-Chiari-Syndrom), intrahepatisch (Leberzirrhose), prähepatisch (Pfortaderthrombose)
  - hepatofugale Kollateralen (gastroösophageal, paraumbilikal, retroperitoneal, mesenterial, gastrorenal, splenorenal), hepatopetale Kollateralen (periportale Venen mit kavernöser Transformation), Hepatosplenomegalie, Aszites
  - TIPSS (transjugulärer, intrahepatischer, portosystemischer Stentshunt), Verbindung zwischen Lebervene und Pfortader zur portalen Drucksenkung

▶ TIPSS

- Indikationen
  - elektive Anlage nach rezidivierender Varizenblutung trotz adäquater Therapie
  - elektive Anlage bei unbeherrschbarem Aszites
  - elektive oder notfallmäßige Anlage bei Budd-Chiari-Syndrom
  - notfallmäßige Anlage bei nicht beherrschbarer Blutung unter adäquater endoskopisch intensivmedizinischer Therapie
- Kontraindikationen
  - absolute: Leberversagen, chronischer mesenterikoportaler Verschluß, fortgeschrittenes hepatozelluläres Karzinom, Herzversagen
  - relative: Sepsis, arterielle Stenose, schwere obstruktive Lungenerkrankung

▶ Gallengangszysten nach Todani

- I: segmentale Dilatation des Ductus choledochus (Choledochuszyste)
- II: divertikelartige Dilatation des Ductus choledochus
- III: sackförmige Herniation des Ductus choledochus in das Duodenum (Choledochozele)
- IV: multiple intra- und extrahepatische Gallengangszysten
- V: intrahepatische Gallengangszysten (Caroli-Syndrom)

▶ Vorstufen der Steinformation

- Gallengrieß

- Sludge
- Cholesterolpolypen

▶ Cholezystolithiasis

- Sono: Schallreflex, dorsaler Schallschatten, Lagevariabilität
- DD: Polyp, Tumor

▶ Cholangiolithiasis

- Sono: Schallreflex, dorsaler Schallschatten, Lagevariabilität
- MRCP: Signalauslöschung

▶ Akute Cholezystitis

- Oberbauchschmerz, Fieber, Leukozytose
- Sono: Gallenblasenvergrößerung, Gallenblasenwandverdickung, echoarmer Randsaum, meistens Gallensteine, Sedimentnachweis, Druckschmerzen
- KO: Gallenblasenempyem, hämorrhagische Cholezystitis, emphysematöse Cholezystitis, Gallenblasenperforation

▶ Chronische Cholezystitis

- uncharakteristische Oberbauchschmerzen
- Sono: verkleinerte Gallenblase, echoreiche Gallenblasenwand, meistens Gallensteine, fehlende Gallenblasenkontraktion

▶ Primär sklerosierende Cholangitis

- MR/MRCP: Kaliberunregelmäßigkeiten der Gallenwege, Perlschnurformation der Gallengangswand, Wandverdickung der Gallenwege, Enhancement der Gallengangswand
- Vergrößerung des Lobus caudatus, Lymphadenopathie an der Porta hepatis

▶ Gallenblasen- und Gallengangstumoren

- Gallenblase
    - benigne: Adenom, Adenomyomatose, Cholesterolpolypen
    - maligne: Gallenblasenkarzinom
- Gallengang
    - benigne: Adenom, Papillom, Lipom
    - maligne: Gallengangskarzinom (solitär, Klatskin-Tumor, diffus)

▶ MRCP der extrahepatischen Gallenwege

- anatomische Darstellbarkeit
  - die MRCP erlaubt eine zuverlässige Darstellung aller Abschnitte der extrahepatischen Gallenwege einschließlich des Calot-Dreiecks; auch der normkalibrige und präpapilläre Ductus choledochus wird adäquat abgebildet
  - enterale, superparamagnetische, negative Kontrastmittel und Spasmolytika sind bei Verwendung von TSE- und HASTE-Sequenzen nicht erforderlich
  - die MRCP ist die Methode der Wahl bei frustraner oder inkompletter ERCP
  - Hauptvorteile der MRCP sind fehlende Kontrastmittelapplikation, fehlende Strahlenexposition, kurze Untersuchungszeit, fehlende Invasivität und fehlende Komplikationen
- Lumenweite
  - die bei der MRCP bestimmte Gallengangsweite entspricht den Messungen bei Sonographie, prä- und intraoperativer Cholangiographie sowie CT
  - mit der MRCP werden die Gallengänge in physiologischem Zustand abgebildet
- Normvarianten
  - mit der MRCP werden Normvarianten der Gallengangsanatomie schon präoperativ sicher erfaßt, so daß eine exakte Operationsplanung möglich ist
  - die MRCP hat das Potential, die Rate intraoperativer Cholangiographien und iatrogener Gallengangsverletzungen zu senken
- Choledocholithiasis
  - die MRCP ist der Goldstandard in der Diagnostik der Choledocholithiasis
  - die MRCP weist bei Verwendung von Single shot-Sequenzen, Breath hold-Techniken und Phased array-Spulen Gallengangssteine mit einer ähnlich hohen Sensitivität und Spezifität nach wie die Sonographie Gallenblasensteine
  - die MRCP ermöglicht bei Steinnachweis eine sofortige Therapieentscheidung, ohne daß die Diagnose noch durch weitere Verfahren abgesichert werden müßte
  - bei Verdacht auf Choledocholithiasis besteht nach Steinausschluß durch MRCP keine Indikation mehr für eine diagnostische ERCP oder eine intraoperative Cholangiographie

- wenn bereits sonographisch eine Choledocholithiasis diagnostiziert worden ist, erübrigt sich die MRCP, da die Sonographie eine hohe Spezifität hat
- Interventionen an den Gallenwegen bleiben der ERCP vorbehalten
- Cholangitis
  - die MRCP ist zur Überprüfung des Therapieerfolgs bei akuter bakterieller Cholangitis geeignet
  - bei primär sklerosierender Cholangitis werden mit der MRCP und der konventionellen MR sehr charakteristische Befunde bis zu den intrahepatischen Gallengängen dritter Ordnung erhoben
  - die MRCP eignet sich in idealer Weise für die Primärdiagnostik und Verlaufskontrolle bei primär sklerosierender Cholangitis
- Gallengangstumoren
  - bei Patienten mit Verdacht auf Gallengangstumoren ist eine MRCP indiziert; sowohl proximale als auch distale Raumforderungen können sicher detektiert und charakterisiert werden
  - wird ein Tumor nachgewiesen, sollte eine konventionelle kontrastverstärkte MR mit MRA angeschlossen werden, um Tumorstadium und Tumorresektabilität zu klären
  - als Indikation für die diagnostische ERCP verbleibt, falls erforderlich, die Biopsieentnahme
- Gallengangszysten
  - Gallengangszysten jeder Art können mit der MRCP sicher dargestellt werden; dies gilt auch für die mit den Zysten oft assoziierten Strikturen des Ductus hepaticocholedochus
  - die MRCP ist auch für die Darstellung der neonatalen Gallengangsanatomie bzw. die Abklärung des neonatalen Ikterus geeignet
- Postcholezystektomiesyndrom
  - die biliären Ursachen eines Postcholezystektomiesyndroms sind mit der MRCP gut nachweisbar; häufigster Befund ist ein langer Zystikusstumpf
  - iatrogene Gallenwegsverletzungen und biliodigestive Anastomosen können mit der MRCP zuverlässig abgeklärt bzw. beurteilt werden

▶ Altersveränderungen des Pankreas

- Pankreaslipomatose
- Pankreasfibrose
- Pankreasatrophie

▶ Zystische Pankreasveränderungen

- Pseudozysten
  - akute/chronische Pankreatitis, Trauma

- Retentionszysten
- neoplastische Zysten
  - mikrozystisches/makrozystisches Adenom, Zystadenokarzinom
- parasitäre Zysten
- dysontogenetische Zysten

▶ Entzündliche Pankreasveränderungen

- akute Pankreatitis
  - durch Cholelithiasis, Alkoholabusus
  - akute ödematöse Pankreatitis, hämorrhagisch-nekrotisierende Pankreatitis, abszedierende Pankreatitis
  - Ausbreitung der peripankreatischen Flüssigkeit im vorderen Pararenalraum nach kranial und kaudal, auch in die Bursa omentalis und das Mesocolon transversum
  - Sono: vergrößertes Pankreas, echoarme Binnenstruktur, echofreie Anteile, verwaschene Kontur, peripankreatische Flüssigkeit
  - CT: hypodense (Exsudationen), isodense (Parenchym) und hyperdense (Einblutungen) Anteile; avitale Anteile ohne Kontrastmittelanreicherung (Nekrosen)
  - KO:
  - Abszeß
    - vor allem bei ausgedehnten Parenchymnekrosen
    - CT: hypodense Raumforderung, kleine Gaseinschlüsse
  - Pseudozyste
    - 2-3 % aller Patienten
    - Kommunikation mit dem Pankreasgangsystem
    - bei Ausdehnung der Pankreasflüssigkeit über Ligamente des Oberbauchs atypische Lage in Leber, Milz und großer Magenkurvatur möglich
    - KO: biliär-duodenale Obstruktion, pankreatikoenterische Fistel
    - bei Größe über 6 cm perkutane, endoskopische oder chirurgische Drainage
  - Hämorrhagie
    - durch Arrosion der A. lienalis, Pseudoaneurysma der A. lienalis, Thrombose der V. lienalis
- chronische Pankreatitis
  - durch Alkoholabusus
  - Strikturen und Kaliberschwankungen des Ductus pancreaticus
  - Verkalkungen

- Parenchymatrophie
  - DD: Altersatrophie, Pankreaskarzinom
- KO:
- Pseudozysten
  - 30 % aller Patienten
  - schalenförmige Wandverkalkungen möglich
- Milzvenenthrombose
- Choledochusstenose
- Duodenalstenose

▶ Pankreastumoren

- exokrines Pankreas
  - mikrozystisches Adenom
    - eher Pankreaskopf
    - kleine Zysten, hypervaskularisierte Septen, grobe Verkalkungen
  - makrozystisches Adenom
    - eher Pankreasschwanz
    - große Zysten, selten Verkalkungen
    - Präkanzerose
  - Adenokarzinom
    - vor allem Pankreaskopf
    - Sono: Konturvorwölbung, echoarme Binnenstruktur, erweiterter Pankreasgang, Gefäßinfiltration
    - CT: nach Kontrastmittelgabe hypodense Raumforderung, Doughnut-Zeichen durch Gefäßencasement
- endokrines Pankreas
  - Insulinom
    - vor allem Pankreasschwanz
    - CT: nach Kontrastmittelgabe hyperdense Raumforderung
    - Nüchternhypoglykämie
    - Entartung in 10 %
  - Gastrinom
    - Zollinger-Ellison-Syndrom
    - Entartung in 60 %
- sekundäre Tumoren
  - Metastasen
  - Lymphom

▶ Pankreastrauma

- Kontusion

- Ruptur
- Hämatom
- Fistel
- Abszeß

▶ Milzvergrößerung

- Kongestion
- Neoplasie
- Infekt
- Kollagenose
- Sarkoidose
- Speicherkrankheiten

▶ Milzverkalkung

- Infarkt, Hämatom, Gefäßkalk
- Zysten
- Hamartome
- Tuberkulose, Histoplasmose, Brucellose

▶ Milzinfarkt

- durch Endokarditis, Vorhofflimmern, Sichelzellanämie, Leukämie, Pankreatitis, Vaskulitis
- Äste der A. lienalis sind Endarterien, so daß bei Verschluß eine ischämische Nekrose resultiert
- Vergrößerung des Infarktes durch gleichzeitigen Verschluß der V. lienalis
- KO: Abszeß, Ruptur, Blutung

▶ Milzabszeß

- solitär: Endokarditis, Sepsis, Trauma
- multipel: Kandidiasis, Aspergillose, Kryptokokkose
- bei immunsupprimierten Patienten multiple Abszesse

▶ Milztumoren

- benigne: Hämangiom, Zyste, Hamartom
- maligne: Lymphom, Metastase, Sarkom
- Milzlymphom: diffuser, kleinnodulärer, großnodulärer oder Bulky-Befall

▶ Milztrauma

- Milz beim stumpfen Bauchtrauma am häufigsten verletzt
- Lazeration, Ruptur, Hämatom, Gefäßstielverletzung

- Konturdefekt meist nach Kontrastmittelgabe besser sichtbar, infolge Rippenfraktur typischerweise an lateraler Milzoberfläche
- zweizeitige Milzruptur Ausdruck einer intralienalen Lazeration mit Hämatom, unter dessen zunehmender Druckwirkung die Kapsel einreißt

6. Nieren, Nebennieren, Harnwege, Prostata, Hoden

6. Nieren, Nebennieren, Harnwege, Prostata, Hoden

Anatomie

▶ Nieren

- retroperitoneale Lage
- in kraniokaudaler Richtung divergent
- rechte Niere tiefer als linke
- Breitenzunahme des Nierenparenchyms in den Polregionen
- funktionelle Einheit der Niere ist das Nephron mit seinen sekretorischen (Glomerula, Tubuli) und exkretorischen (Sammelrohre) Anteilen
- Sammelrohre > Papillen > Kelche > Kelchhälse > Nierenbecken (ampullär, dendritisch)
- Gefäßversorgung in 75 % durch eine, in 25 % durch mehrere Nierenarterien
- Nierenarterien sind Endarterien
- Nierenvenen ventral der Nierenarterien
- akzessorische Arterien am häufigsten an den Polen, Polarterien in Ausnahmefällen aus der A. iliaca

▶ Aufzweigung A. renalis

- kaliberstarker Ramus ventralis, kaliberschwacher Ramus dorsalis
- Aa. segmentales (Hilus)
- Aa. interlobares (Markrindengrenze)
- Aa. arcuatae (Pyramidenbasis)
- Aa. interlobulares (Nierenoberfläche)
- Vasa afferentia

▶ Nebennieren

- arteriell: A. phrenica inferior, Aorta, A. renalis
- venös: links V. renalis, rechts V. cava inferior

▶ Ureteren

- 1-8 Kontraktionswellen/min
- kreuzen Iliakalarterien ventral, münden schlitzförmig im oberen lateralen Winkel des Trigonum vesicae

- physiologische Ureterengen
  - pyeloureteraler Übergang
  - iliakale Gefäßkreuzung (Höhe Linea terminalis)
  - Harnblasenmündung

▶ Urethra

- Pars libera
- Pars bulbosa
- Pars membranacea
- Pars prostatica

Pathologie

▶ Nierenfehlbildungen

- Agenesie, Aplasie, Hypoplasie
- fetale Renkulierung, Nierenbuckel
- komplette oder inkomplette Doppelnieren mit Ureter fissus (ein Ureterostium in der Harnblase) oder Ureter duplex (zwei Ureterostien in der Harnblase), der aus dem kranialen Nierenbecken kommende Ureter mündet weiter kaudal
- Hufeisenniere
- Beckenniere
- Malrotation

▶ Akute Pyelonephritis

- durch Mißbildung, Harnstau, vesikoureteralen Reflux, Diabetes, Gravidität
- meist Normalbefund
- gelegentlich Volumenvermehrung, abgeschwächter nephrographischer Effekt, Konturunschärfe
- KO: Nierenabszeß, Pyonephrose, Paranephritis

▶ Pyonephrose

- funktionslose Niere mit fehlender Kontrastmittelausscheidung
- Sono: erhöhte Echogenität des erweiterten Nierenbeckens
- CT: erhöhte Densität des erweiterten Nierenbeckens
- DS: Feinnadelaspiration mit anschließender perkutaner Nephropyelostomie und Drainage

▶ Chronische Pyelonephritis

- Parenchymnarben
- Parenchymschrumpfung
- Kelchverplumpung
- Kelchdeformierung
- KO: Schrumpfniere

▶ Nierentuberkulose

- Kelchdestruktion
- Kavitäten
- Parenchymverkalkungen
- Strikturen

▶ Papillennekrose

- durch Analgetikaabusus, Diabetes mellitus, Pyelonephritis
- Sequestration nekrotischer Pyramidenspitzen
- Verkalkung von Sequestern im Nierenbecken
- Harnstau durch Sequester im Harnleiter

▶ Nierenarterienstenose

- Ursache einer renovaskulären Hypertonie oder Folge einer essentiellen Hypertonie
- erst Beseitigung der Stenose mit Blutdrucknormalisierung belegt renovaskuläre Ursache
- arteriosklerotische Stenose (70 %)
  - ältere Menschen
  - proximales Drittel der A. renalis, exzentrisch
  - Wandunregelmäßigkeiten, Plaques, Verkalkungen, Kollateralen
- fibromuskuläre Dysplasie (30 %)
  - junge Frauen
  - mittleres und distales Drittel der A. renalis, perlschnurartig
- selten kongenitale Stenose
- Indikation zur PTA erst bei Druckgradienten von 15 mmHg, bei hohen systolischen Ausgangsdrücken von 20 mmHg
- 2 cm/6(-8) mm-Ballonkatheter oder -Stent
- fibromuskuläre Dysplasie bessere Prognose nach PTA als arteriosklerotische Stenose

▶ Farbdopplersonographie bei Nierenarterienstenose

- systolische Spitzengeschwindigkeit der normalen Nierenarterie knapp 1 m/s, diastolische Flußgeschwindigkeit 0,3-0,5 m/s (diastolisch-systolisches Verhältnis > 0,3)
- im Bereich der Stenose Beschleunigung des Blutflusses
- mit zunehmendem Stenosegrad Zunahme der systolischen und später auch der diastolischen Flußgeschwindigkeit
- vermindertes diastolisch-systolisches Verhältnis (< 0,3) charakteristisch für Stenose

▶ Nephrosklerose

- durch Hypertonie
- benigne Form: Lumeneinengung der Arteriolen
- maligne Form: Kalibersprung der Aa. interlobares an der Markrindengrenze, Gefäßverschlüsse mit Infarkten, Schrumpfniere mit Niereninsuffizienz

▶ Niereninfarkt

- global: durch kardiale Embolie, traumatische Intimadissektion, plötzliche Nierenvenenthrombose
- segmental: durch kardiale Embolie
- subsegmental: durch Vaskulitis
- CT: komplett hypodense Niere oder keilförmiges hypodenses Areal, Cortical rim-Zeichen durch Kollateralen aus Kapselarterien, Parenchymatrophie und Narbenbildung

▶ Nierenvenenthrombose

- beim Kind durch Dehydratation, beim Erwachsenen durch Tumor oder Glomerulonephritis
- akuter Verschluß: hämorrhagischer Infarkt
- subakuter/chronischer Verschluß: nephrotisches Syndrom
- CT: Tumorthrombus zeigt im Gegensatz zum blanden Thrombus Enhancement

▶ Nierenarterienaneurysma

- durch Arteriosklerose
- im proximalen Drittel der A. renalis oder an der Teilungsstelle in ventralen und dorsalen Ast

▶ Nephrokalzinose

- durch Hyperparathyreoidismus, Osteoporose, Skelettmetastasen, D-Hypervitaminose, Plasmozytom, Zystinurie, Oxalose
- punktförmige Verkalkungen in der Medulla

▶ Nierenzysten

- einfache Nierenzyste
  - typisch
  - kompliziert (Blutung, Infektion, Zystenrandkarzinom)
  - atypisch (Wandverkalkungen)
- zystische Nierenerkrankung assoziiert mit renalen Neoplasien
  - erworbene zystische Nierenerkrankung (langjährige Dialyse)
  - von Hippel-Lindau-Syndrom (Assoziation mit Adenokarzinom und Phäochromozytom)
  - tuberöse Sklerose (Assoziation mit Angiomyolipom)
- polyzystische Nierenerkrankung
  - infantile, autosomal-rezessive Form
  - adulte, autosomal-dominante Form
- Zysten des Nierenmarks
  - Markschwammniere (zystische Erweiterung der Sammelrohre mit kleinsten Konkrementen)
  - medulläre zystische Nierenerkrankung
- multizystische dysplastische Niere
- parapelvine Zysten

▶ Benigne Nierentumoren

- Angiomyolipom
  - multipel bei tuberöser Sklerose
  - Sono: homogene, echoreiche Raumforderung
  - CT: fettäquidense Raumforderung
  - KO: Hämorrhagie
- Adenom
  - Größe unter 2 cm
- Onkozytom
  - seltener Adenomtyp im höheren Lebensalter
  - CT: glatt begrenzte Raumforderung mit zentraler Narbe und homogenem Enhancement
  - Angio: radspeichenartiges Gefäßmuster

▶ Maligne Nierentumoren

- 90 % aller primären renalen Neoplasien
- Adenokarzinom, Sarkom, Lymphom, Wilms-Tumor
- Sono: Konturvorwölbung, echogleiche oder echoarme Binnenstruktur, Pyelonimpression
- CT: beim Adenokarzinom frühaterielle Phase hohe Dichte, parenchymatöse Phase niedrige Dichte
- MR: Tumorthrombus in V. cava mit Enhancement, normaler Thrombus ohne Enhancement

▶ Nierenbeckenkarzinom

- 10 % aller primären renalen Neoplasien
- Urothelkarzinom
- bei unklarem CT retrograde Ureteropyelographie oder Ureterorenoskopie

▶ Nierentrauma

- Parenchymruptur
- subkapsuläres Hämatom
- perirenales Hämatom
- Gefäßstielverletzung

▶ Komplikationen nach Nierentransplantation

- renal: Abstoßungsreaktion, akute tubuläre Nekrose
- extrarenal: Nierenarterienstenose, Nierenvenenthrombose, Ureterleckage, Ureterstriktur, Hämatom, Abszeß, Lymphozele, Urinom
- Sono: bei Abstoßungsreaktion Erhöhung des peripheren Gefäßwiderstands, Aufhebung der kortikomedullären Differenzierung
- Angio
  - niedriger Fluß in Arterien
  - Rarefizierung der peripheren Gefäße
  - schwache Kontrastierung des Parenchyms
- DS: Biopsie

▶ Akute tubuläre Nekrose

- reversible Niereninsuffizienz mit oder ohne Oligurie
- durch verschiedene Noxen (Kontrastmittel, Quecksilber, Tetrachlorkohlenstoff) oder prolongierte Ischämie (Crushverletzung, Verbrennung, Transfusionsreaktion)

- Nierenvergrößerung, persistierender nephrographischer Effekt (Blockierung der Tubuli durch Debris)

▶ Überfunktion der Nebennierenrinde

- Cushing-Syndrom
  - Glukokortikoide
  - 70 % bilaterale Hyperplasie, 20 % unilaterales Adenom, 10 % Karzinom
  - CT: Dichte von Adenomen < 15 HE
  - MR
    - T2 Karzinome signalreicher als Adenome
    - Karzinome im Gegensatz zu Adenomen mit starkem Enhancement und langsamer Kontrastmittelelimination
    - fetthaltige Läsionen mit Signalverlust in Opposed phase-GE-Sequenzen im Vergleich zu In phase-GE-Sequenzen, bei Signalintensitätsmessungen 50 %ige Signalintensitätsreduktion
    - kein eindeutiger Unterschied im Signalverhalten von hormonaktiven und hormoninaktiven Adenomen
    - Karzinome eher Nekrosen als Adenome
- Conn-Syndrom
  - Aldosteron
  - 80 % unilaterales Adenom, 15 % bilaterale Hyperplasie, 5 % Karzinom
- adrenogenitales Syndrom
  - Sexualhormone

▶ Überfunktion des Nebennierenmarks

- Phäochromozytom
  - sporadisch oder im Rahmen einer multiplen endokrinen Neoplasie sowie einer Phakomatose (Neurofibromatose, von Hippel-Lindau-Syndrom)
  - 10 % bilateral, 10 % extraadrenal, 10 % maligne, 10 % familiär
  - Vanillinmandelsäure im 24-Stunden-Urin sowie Katecholamine im Plasma erhöht
  - zum Diagnosezeitpunkt meist größer als 5 cm
  - CT/MR: starkes Enhancement, Nekrosen, Einblutungen, Verkalkungen, Zysten
  - nuklearmedizinische Verfahren bei der Suche nach extraadrenalen Phäochromozytomen
- Neuroblastom
  - Tumor des sympathischen Nervensystems (35 % Nebenniere)

- Kleinkinder
- Skelett typischer Metastasierungsort

▶ Nebennierenblutung

- durch Antikoagulantien, Trauma, Streß, Sepsis, Nierenvenenthrombose, Asphyxie
- Sono: echoreich
- CT: hyperdens

▶ Nebennierenverkalkungen

- Hämatom
- Abszeß
- Morbus Addison
- Tuberkulose
- Hamartom

▶ Pyeloureterale Stenose

- häufigste kongenitale Anomalie der ableitenden Harnwege
- durch hoch abgehenden Ureter, aberrierendes Gefäß, pyeloureterale Knickbildung
- beim retrokavalen Ureter Hydroureter und Hydronephrose als Komplikationen

▶ Ureterozele

- Folge einer kongenitalen Stenose des Ureterostiums
- zystische Dilatation des in der Harnblasenwand gelegenen Ureterabschnitts
- orthotope Ureterozele Manifestation im Erwachsenenalter, ektope Ureterozele schon im Kindesalter
- Cobra head-Zeichen

▶ Urolithiasis

- Männer häufiger als Frauen betroffen
- röntgenpositiv (90 %): Oxalatsteine, Phosphatsteine, Zystinsteine
  - direkter Konkrementnachweis als Verkalkungsfigur
- röntgennegativ (10 %): Uratsteine, Zystinsteine
  - indirekter Konkrementnachweis als Füllungsaussparung
- 80 % spontaner Steinabgang, jedoch weniger als 50 % der mehr als 8 mm messenden Steine
- bei Größenbestimmung bedenken, daß röntgenpositiver Kern von röntgennegativem Anteil umgeben sein kann

- kleine Konkremente können durch hohe Röntgenabsorption des Kontrastmittels überlagert werden
- einseitige Kontrastierungs- und Ausscheidungsverzögerung wichtiger indirekter Hinweis
- DS: CT, Sono, Urographie

▶ Füllungsaussparungen im Ureter

- Konkremente
- Blutkoagel
- Papillennekrosen
- Polypen
- Tumoren

▶ Harnstau

- akut: reversibel
- chronisch: irreversibel; Ureterschlängelung durch Längenwachstum, Parenchymreduktion durch Atrophie
- DS: Diuresesono (deutliche anhaltende Zunahme der Nierenbeckenweite bei urodynamisch relevanter Obstruktion)
- Therapie: retrograde Schienung (Double-J), perkutane Nephropyelostomie (Pigtail)
- KO: Schrumpfniere, hydronephrotische Sackniere, Urosepsis

▶ Dilatative Uropathien im Kindesalter

- subpelvine Stenose
- Megaureter
  - primär: Anomalie am ureterovesikalen Übergang
    - Obstruktion
    - Reflux
  - sekundär: Folge der hypertrophierten Harnblasenwand
    - neurogene Harnblase
    - subvesikale Obstruktion
- vesikoureteraler Reflux
- Urethralklappe

▶ Vesikoureteraler Reflux

- I: Ureter
- II: Nierenbeckenkelchsystem ohne Dilatation
- III: Nierenbeckenkelchsystem mit Dilatation
- IV: Nierenbeckenkelchsystem und Nierenkelche mit Dilatation

- V: Sackniere
- DS: Miktionsurosono, Miktionszysturethrographie, Refluxszintigraphie
- KO: Pyelonephritis, Nierendysfunktion

Ureteritis und Pyeloureteritis cystica

- multiple, gleichmäßig verteilte, kleine Füllungsdefekte
- DD: Gefäßimpressionen, Tumoren

Ureterkarzinom

- ältere Menschen
- in einem Drittel multifokales Auftreten
- irregulär konfigurierter Füllungsdefekt, Wandunregelmäßigkeiten, Harnleiterstenose
- DD: postentzündliche, externe oder posttraumatische Stenose

Fibroepithelialer Ureterpolyp

- jüngere Erwachsene
- schmalbasig gestielte, glatt konturierte, positionsabhängig formvariante Raumforderung

Endometriose

- bei Beteiligung des Harntrakts am häufigsten Harnblase betroffen
- kurzstreckige filiforme Stenose des Ureters mit Knickbildung

Harnblasendivertikel

- Herniationen der Harnblasenmukosa durch den Detrusormuskel
- am häufigsten in der Nähe der Ureterostien
- primär: kongenital
- sekundär: Druckerhöhung (Urethralklappen, Urethrastrikturen, Prostataadenom)
- KO: Harnretention, Entzündung, Steinbildung, Entartung

Entzündliche Harnblasenveränderungen

- Zystitis: Verdickung der Harnblasenwand, streifige Verdichtung des perivesikalen Fettgewebes
- emphysematöse Zystitis: Gas in der Harnblasenwand
- Pilzinfekt: Pilzbälle

Bilharziose

- schalenförmige Kalkeinlagerungen in der Harnblasenwand
- Harnblasensteine

- Harnblasenschrumpfung

▶ Neurogene Harnblase

- durch Rückenmarksverletzungen, Myelodysplasien
- verdickte trabekulierte Harnblase mit Pseudodivertikeln
- KO: Blasenentleerungsstörung, vesikoureteraler Reflux, distale Ureterobstruktion, Steinbildung

▶ Spina bifida und Spina bifida occulta

- inkomplette Fusion und Ossifikation des hinteren Wirbelbogens in Höhe L5/S1
- 5-10 % der Erwachsenen

▶ Verkalkungen im Becken

- Phlebolithen
- Blasensteine
- Prostataverkalkungen
- Samenbläschenverkalkungen
- Teratome
- Uterusmyome

▶ Harnblasenkarzinom

- oft ältere Männer
- Urothelkarzinom
- durch Anilin, Benzidin, chronische Entzündung, Bilharziose, Nikotin
- Trigonumbereich sowie laterale und dorsale Harnblasenwand
- hohe Rezidivrate, oft Multizentrizität
- DS: Zystoskopie, transurethrale Biopsie

▶ Entzündliche Harnröhrenerkrankungen

- infektiös: Gonokokkenurethritis, Condylomata acuminata, Tuberkulose
- nicht-infektiös: Reiter-Syndrom, Wegener-Granulomatose, Malakoplakie

▶ Benigne Prostatahyperplasie

- Anhebung des Harnblasenbodens
- Sono: zentrale Zone, symmetrische Vergrößerung, gute Abgrenzbarkeit, expansives Wachstum
- MR: bei glandulärer Hyperplasie T2 hohe, bei fibromuskulärer Hyperplasie T2 niedrige Signalintensität; chirurgische Kapsel T2 hohe Signalintensität

▶ Prostatakarzinom

- Sono: periphere Zone, asymmetrische Vergrößerung, schlechte Abgrenzbarkeit, infiltratives Wachstum
- MR: T2 Signalintensitätsanhebung gegenüber Normalgewebe
- Infiltration von Harnblase, Samenbläschen, Rektum
- Lymphknotenmetastasen

▶ Kryptorchismus

- 3 % der Termingeborenen, 25 % bilateral, 80 % im Leistenkanal
- in 1 % über das erste Lebensjahr hinaus persistierend
- Sono: DD gegenüber Lymphknoten schwer
- MR: T1 signalarme, T2 signalreiche Strukturen
- KO: Infertilität, Entartung

▶ Hodentumoren

- Seminome und Nicht-Seminome (embryonales Karzinom, Teratokarzinom, Chorionkarzinom)
- 5 % kontralateraler Zweittumor
- bei über 50jährigen malignes Lymphom häufigster Hodentumor
- Sono: Seminome homogen-echoarm, Nicht-Seminome inhomogen-echoreich
- MR: T1 signalgleich, T2 signalarm

▶ Hodentorsion

- fehlende Perfusion von Hoden und Nebenhoden in der Farbdopplersonographie
- bei Epididymitis vermehrte Perfusion

▶ Hydrozele

- Flüssigkeitsansammlung zwischen viszeralem und parietalem Blatt der Tunica vaginalis

▶ Varikozele

- abnorme Erweiterung und Schlängelung der Venen des Plexus pampiniformis
- durch Insuffizienz der Venenklappen oder Verlaufsanomalien der V. testicularis
- 98 % links
- Testikularisphlebographie zur Embolisation

7. Uterus, Ovarien, Mamma

7. Uterus, Ovarien, Mamma

Anatomie

▶ Adnexe

- Tuba uterina
- Ovar
- Lig. latum (Serosaduplikatur)
  - oben Tuba uterina
  - vorne Lig. teres uteri
  - hinten Lig. ovarii proprium
  - unten Lig. cardinale
  - Vasa uterina et ovarica

▶ Uterus

- Fixierung nach vorne Lig. pubovesicale, zur Seite Lig. cardinale, nach hinten Lig. sacrouterinum
- Fundus, Korpus, Isthmus, Zervix (Portio supravaginalis, Portio vaginalis)

▶ Endovaginale Sono

- 5-10 MHz
- gutes Auflösungsvermögen, begrenzte Eindringtiefe
- Endometrium
  - Proliferationsphase: echoarm, dünn (3 mm)
  - Sekretionsphase: echoreich, dick (5-7 mm)

▶ MR

- T1
  - Korpus, Zervix, Vagina isointens
- T2
  - Korpus
    - innen hyperintens: Endometrium, Schleim
    - Mitte hypointens: Junktionalzone
    - außen isointens: Myometrium
  - Zervix, Vagina
    - innen hyperintens: Epithel, Schleim
    - außen hypointens: Stroma

▶ Mamma

- 15-20 zur Mamille konvergierende Drüsenlappen
- Drüsenlappen aus Drüsenläppchen und Milchgängen
- Drüsenläppchen aus Azini und Tubuli
- Mantel-, Binde-Stütz- und Fettgewebe zwischen Drüsenläppchen
- Drüsenläppchen summieren sich mammographisch zu Fleckschatten
- Drüsenläppchen nehmen mit zunehmender Altersinvolution ab
- bogig verlaufende Cooper-Ligamente für Verankerung des Drüsenkörpers

Pathologie

▶ Uterusfehlbildungen

- Agenesie, Hypoplasie
- Uterus unicornis
- Uterus didelphys
- Uterus bicornis unicollis/bicollis
- Uterus septus/subseptus

▶ Postpartale septische Ovarialvenenthrombose

- durch Stase in Ovarialvenen, wenn die Flußgeschwindigkeit nach der Entbindung plötzlich abfällt
- 80-90 % rechte Ovarialvene
- CT/MR: erweiterte thrombosierte Vene mit Wandenhancement
- DD: Endometritis, Tuboovarialabszeß, stielgedrehte Ovarialzyste, Appendizitis, Pyelonephritis

▶ Endometriose

- funktionierendes Endometrium in abnormer Lokalisation
- durch retrograde Menstruation, embryonal ektope Gewebereste oder lokale Peritonealzellmetaplasie
- interne: zyklusunabhängiges Endometrium im Myometrium
- externe: zyklusabhängiges Endometrium außerhalb des Uterus
- häufigste Manifestation in Ovarien (50 %) als Schokoladenzysten

▶ Benigne Uterustumoren

- Leiomyom
  - häufigste benigne Neoplasie
  - Blutungen, Infertilität, Aborte

- submukös, intramural, subserös
- Sono: echoarme Raumforderung
- CT: hypodense Raumforderung
- MR: T1 isointense, T2 meist hypointense Raumforderung
- Zysten, Nekrosen, Verkalkungen

▶ Maligne Uterustumoren

- Endometriumkarzinom
  - häufigste maligne Neoplasie
  - Adenokarzinom, Sarkom
  - Postmenopauseblutung
  - bei Obstruktion des Zervikalkanals Hydro-, Hämato- oder Pyometra
  - Endosono: Endometrium > 8-10 mm
  - MR: unterbrochene Junktionalzone Kriterium für tiefe Myometriuminfiltration
  - DS: fraktionierte Kurettage, Operation
- Zervixkarzinom
  - zweithäufigste maligne Neoplasie
  - Plattenepithelkarzinom, Adenokarzinom
  - MR: T2 hyperintense Raumforderung, unregelmäßige Zervixkontur bei Organüberschreitung; parametrane Raumforderung und obliterierte Fettgewebsschichten Kriterien für parametrane Infiltration
  - Differenzierung Narbe/Rezidiv
    - in den ersten 6 Monaten nach Operation/Radiotherapie schwierig
    - Fehlinterpretation durch reparative Vorgänge, Ödeme oder entzündliche Veränderungen
    - MR: T2 nach 12 Monaten Narbe hypointens, Rezidiv hyperintens; Kontrastmitteldynamik mit starkem und schnellem Enhancement des Rezidivs; Rezidive meist im Scheidenstumpf

▶ Ovarialzysten

- physiologische Zysten
  - Follikelzyste
  - Luteinzyste
- Stein-Leventhal-Syndrom
  - polyzystische Ovarien
  - Amenorrhoe, Sterilität, Adipositas, Hirsutismus

▶ Benigne Ovarialtumoren

- seröses Zystadenom
  - wasserähnlicher Inhalt
  - häufig Verkalkungen
  - 20 % bilateral
- muzinöses Zystadenom
  - eiweißreicher Inhalt
  - keine Verkalkungen
  - 5 % bilateral
- Dermoidzyste
  - häufigste Ovarialneoplasie vor dem 20. Lebensjahr
  - Fettgewebe und Verkalkungen
  - Schichtungsphänomen durch zystische und solide Anteile
  - 15 % bilateral

▶ Maligne Ovarialtumoren

- Ovarialkarzinom
  - Neoplasie mit der höchsten Letalität
  - seröses oder muzinöses Zystadenokarzinom
  - früh peritoneale, mesenteriale oder omentale Implantate
  - Histologie, Stadieneinteilung und Tumorreduktion durch Laparotomie
  - Metastasennachweis durch bildgebende Verfahren
  - Kriterien für Malignität
    - Größe > 4 cm
    - Wanddicke > 3 mm
    - Septen > 3 mm
    - solide oder semisolide Raumforderung
    - Nekrosen
    - Aszites
    - Metastasen
- Ovarialmetastasen
  - meist Karzinome der Mamma oder des Gastrointestinaltrakts (Krukenberg-Tumoren)

▶ Interventionelle radiologische Therapie bei Blutungen im Beckenbereich

- posttraumatisch, puerperal, postoperativ (temporäre Embolisation), neoplastisch (permanente Embolisation)

- bei kontralateralem Zugang z.B. Kobra-Katheter, bei ipsilateralem Zugang z.B. Sidewinder-Katheter; koaxiale Systeme bei superselektiver Embolisation
- bei temporärer Embolisation z.B. Gelfoam, bei permanenter Embolisation z.B. Zyanoakrylat/Lipiodol
- vasospastische Reaktionen können erfolgreiche Embolisation vortäuschen, Kontrolle nach Wartezeit
- KO: Ischämieschmerz (Analgetika), Fieber und Leukozytose (Antibiotika), Nekrosen (Operation)

▶ Sonographie der normalen Schwangerschaft

- embryonale Strukturen ab 6. SSW
- embryonale Herzaktion ab 7. SSW
- Plazenta ab 9. SSW
- Scheitel-Steiß-Länge und biparietaler Schädeldurchmesser zur Bestimmung des Gestationsalters ab 9. SSW
- meiste anatomische Strukturen ab 2. Trimenon

▶ Extrauteringravidität

- 95 % in der Tuba uterina
- Schmerzen und unregelmäßige Vaginalblutungen 4 Wochen nach ausgebliebener Menstruation
- geringerer Anstieg des HCG als normal

▶ Trophoblastenerkrankungen

- 0,5 % der Schwangerschaften
- Formen
  - Blasenmole: benigne, häufig
  - Chorionepitheliom: destruierend, selten
  - Chorionkarzinom: metastasierend, sehr selten
- Bildung von HCG
- Trophoblastengewebe mit multiplen Zysten

▶ Mammographie

- Standardaufnahmen
  - kraniokaudal
  - oblique
- Zusatzaufnahmen
  - mediolateral: Zuordnung von Herdbefunden, Beurteilung von Kalkmilchzysten, Ausschluß von Überlagerungseffekten

- vergrößert: Analyse von Mikroverkalkungen, Ausschluß von Überlagerungseffekten
- gerollt: Ausschluß von Überlagerungseffekten
- gedreht: Darstellung exzentrischer Herdbefunde
- tangential: Darstellung kutaner Mikroverkalkungen
- axillär: Darstellung axillärer Herdbefunde
- Zusatztechniken
  - Galaktographie
  - Pneumozystographie
  - Stereotaxie
  - Präparatradiographie

▶ Strukturveränderungen der Mamma

- Mammo
  - juvenile Mamma: röntgendicht, homogen
  - Mamma der geschlechtsreifen Frau: sehr variabel, wabenartig
  - involutierte Mamma: röntgentransparent, homogen
- Sono
  - Haut: echoreich
  - Fettgewebe: echoarm
  - Drüsenkörper: unterschiedliche Echodichte, meist echoreich
  - Milchgänge: echoarm
  - Cooper-Ligamente: echoreich
- MR
  - normales Drüsenparenchym mit nur mäßigem Enhancement, bei jungen Frauen auch stärkeres Enhancement
  - starke Hormonabhängigkeit

▶ Normvarianten der Mamma

- Hyperplasie
- Hypoplasie
- akzessorische Mamma
- akzessorische Mamille
- invertierte Mamille

▶ Fibrozystische Mastopathie

- Grad
  - I: Bindegewebsvermehrung, Zysten, Drüsengewebsvermehrung
  - II: intraduktale/intralobuläre Zellproliferation

- III: starke Proliferation, Zellatypien, erhöhtes Karzinomrisiko
- Grad mammographisch nicht bestimmbar
- erhöhte Röntgendichte, zystische Veränderungen, benigne Tumoren, oft Mikroverkalkungen
- mastopathische Mikroverkalkungen
  - Formanalyse auf streng mediolateraler Projektion und in Vergrößerungstechnik
  - Benignitätskriterien
    - symmetrisch, punktförmig, monomorph
    - lobuläre Anordnung
    - Kalkmilchzysten (Teetassenphänomen)
    - kein Nachweis interponierter suspekter Mikroverkalkungen

▶ Zyste

- Mammo
  - runde oder ovale, scharf begrenzte, manchmal gekammerte, solitäre oder multiple Verdichtung
  - Halo als Benignitätshinweis
- Sono
  - echofreier Raum
  - rundovale Form
  - glatte Wand
  - dorsale Schallverstärkung
  - lateraler Schallschatten
- MR
  - T2 homogen und sehr signalreich
  - kein Enhancement
- bei atypischer Zyste (Einblutung, Infektion, Raumforderung) Punktion, ggf. Stanzbiopsie oder offene Biopsie
- Ölzyste
  - nach Trauma, in Narben
  - ovale Zyste mit zentraler Fettdichte
  - gleichmäßig glatte Wand
  - bisweilen unregelmäßige Wandverkalkung
  - DS: Mammo

▶ Radiäre Narbe

- Adenose mit zentraler Sklerose
- sternförmige Verdichtung ohne Kernschatten

▶ Mammapapillom

- solitäre oder multiple benigne Tumoren
- blutige Sekretion aus der Mamille
- Mammo: peripherer Herdbefund mit oder ohne umgebende Blutungszyste
- Sono: echoarmer Herdbefund, auch echoarmer Herdbefund in echoärmerer Zyste
- Galakto: erweiterter Milchgang mit Kontrastmittelaussparung bzw. Gangabbruch

▶ Mammafibroadenom

- benigne Knoten aus fibrösem und epithelialem Anteil
- jedes Lebensalter, Gipfel vor dem 40. Lebensjahr
- Wachstum unter Hormonmedikation möglich
- Mammo
  - runde, ovale oder gelappte, meist glatt begrenzte, homogene Verdichtung
  - Halo als Benignitätshinweis
  - erst zarte, dann grobe bis popkornartige, schließlich komplette Verkalkung
- Sono
  - echoarme Binnenstruktur
  - echoreicher Randsaum
  - dorsale Schallverstärkung
  - waagerechte Tumorachse
  - ungestörte Umgebungsarchitektur
  - gute Verschieblichkeit
- MR
  - mäßiges Enhancement
  - stärkeres Enhancement bei jungen Frauen und unter Hormonmedikation möglich
- DD: Zyste, medulläres Karzinom, muzinöses Karzinom
- DS: Stanzbiopsie oder offene Biopsie

▶ Mammaphylloidestumor

- semimaligner Tumor mit Rezidiv- und sehr selten Metastasierungsrisiko
- mammographisch wie Fibroadenom, aber sehr rasches Wachstum

▶ Mammalipom

- Mammo: Raumforderung mit zarter Kapsel und hoher Strahlentransparenz
- Sono: echoreiche, kompressible Raumforderung

▶ Mammaadenofibrolipom (Mammahamartom)

- Mammo: inhomogene Raumforderung aus röntgendichtem Drüsen- und röntgentransparentem Fettgewebe sowie zarte Pseudokapsel
- Sono: inhomogene Raumforderung aus echoreichem Drüsen- und echoarmem Fettgewebe
- "Mamma in der Mamma"

▶ Mammalymphknoten

- intramammär (vor allem oberer äußerer Quadrant) oder axillär
- Mammo: ovale oder nierenförmige, glatt begrenzte Raumforderung mit kleiner zentraler oder peripherer Aufhellung (Lymphknotenhilus)
- Sono: echoarme Raumforderung, echoreicher Lymphknotenhilus

▶ Mammablutung

- diffuse Einblutung: unscharf begrenzte Transparenzminderung
- postoperatives Hämatom: rundliche Transparenzminderung mit Lufteinschlüssen und Spiegelbildung
- DD: Karzinom

▶ Mammanarbe

- Mammo
  - streifige oder sternförmige Verdichtung
  - in verschiedenen Projektionen unterschiedliches Erscheinungsbild
  - gelegentlich Narbenkalk
- Sono
  - echoarme Areale mit oder ohne dorsalen Schallschatten
  - gelegentlich Verbindung zur Hautnarbe
- MR
  - Enhancement bei frischen Narben
  - kein Enhancement bei älteren Narben (ab 6 Monate nach Operation bzw. 12 Monate nach Radiotherapie)
- DD: Karzinom, radiäre Narbe

▶ Bestrahlte Mamma

- Mammo: erhebliche Hautverdickung, retikuläre Zeichnungsvermehrung

- Interpretation durch Verlaufskontrollen

▶ Plasmazellmastitis

- Mammo: meist grobe nadelförmige, zur Mamille gerichtete, teilweise zentral transparente Verkalkungen

▶ Akute Mastitis

- Verdichtung des Drüsenparenchyms
- während der Laktation nicht zu objektivieren, da Gewebe durch maximale Stimulation verdichtet erscheint
- Verdickung der Haut
- KO: Abszeß
- bei Abszeßverdacht Punktion zur Sicherung der Diagnose und Erstellung eines Antibiogramms
- immer Mammo zum Nachweis von suspektem Mikrokalk oder suspekten Verdichtungen; bei fehlendem Nachweis probatorische Antibiotikatherapie (zwei Wochen), bei fehlendem Ansprechen Exzisionsbiopsie mit Hautspindel
- DD: Lymphangiosis carcinomatosa, inflammatorisches Karzinom

▶ Mammakarzinom

- Mammo
  - primäre Zeichen:
  - suspekter Mikrokalk
    - polymorph, grobgranulär, V-förmig, Y-förmig
    - straßenförmige oder segmentale Anordnung
    - Gruppierung von > 5 Mikroverkalkungen in zwei Ebenen
  - suspekte Verdichtung
    - zellarme Karzinome sternförmig
    - zellreiche Karzinome knollig
    - unscharfe Begrenzung
    - strahlenförmige Ausläufer
    - umschriebene Architekturstörung
  - sekundäre Zeichen:
  - erweiterter Milchgang
  - Hautretraktion
  - Hautverdickung
  - Mamillenretraktion
  - vergrößerte Lymphknoten
  - asymmetrischer Drüsenkörper

- Sono
  - echoarme Binnenstruktur
  - unregelmäßiger Randsaum
  - dorsaler Schallschatten
  - senkrechte Tumorachse
  - gestörte Umgebungsarchitektur
  - fehlende Verschieblichkeit
- MR
  - invasive Karzinome: meist starkes, frühzeitiges, fokales Enhancement
  - geringes Enhancement bei einzelnen lobulären oder diffusen Karzinomen
  - nichtinvasive Karzinome: teilweise wie invasive Karzinome, teilweise Überlappung mit mastopathischem Enhancement
- in röntgendichtem Gewebe werden 10-15 % der Karzinome nur dadurch entdeckt, daß sie tastbar sind; daher kann ein Karzinom in röntgendichtem Gewebe bei suspektem Tastbefund nicht ausgeschlossen werden
- Multifokalität: weitere Herde mit Beziehung zum Haupttumor
- Multizentrizität: weitere Herde ohne Beziehung zum Haupttumor
- Bilateralität: beide Mammae betroffen

▶ Inflammatorisches Mammakarzinom

- Hautverdickung
- unscharfe Begrenzung der Haut vom subkutanen Fettgewebe
- Vergrößerung des Bindegewebes
- Verdickung der Cooper-Ligamente
- retikuläre Zeichnung des Fettgewebes
- erhöhte Dichte des Drüsengewebes
- ggf. Nachweis suspekter Mikroverkalkungen

▶ Weitere Malignome

- Lymphom
- Metastasen

▶ Malignomrezidiv

- Zunahme der Größe und Dichte der Narbe
- Auftreten eines soliden Herdbefundes in der Nähe der Narbe
- Auftreten von suspektem Mikrokalk

▶ Indikationen MR Mamma

- Differenzierung zwischen Narbe und Karzinom

- Zustand nach Protheseneinlage
- Primärtumorsuche bei unklarer Klinik, Mammo und/oder Sono
- mammographisch sehr dichte Brust bei gleichzeitig stark erhöhtem Karzinomrisiko
- Frage nach Multifokalität (gleicher Quadrant) bzw. Multizentrizität (andere Quadranten) bei bekanntem Karzinom

▶ Befundungskriterien MR Mamma

- normales Drüsenparenchym, Zysten, nichtproliferierende Mastopathie sowie ein Teil der proliferierenden Mastopathien zeigen kein Enhancement
- Narben zeigen 6 Monate nach Operation bzw. 12 Monate nach Radiotherapie kein wesentliches Enhancement mehr
- aktive Narbengranulome und frische Fettnekrosen können Malignome imitieren
- fehlendes Enhancement schließt ein invasives Karzinom größer als die Schichtdicke mit sehr hoher Sicherheit aus (> 98 %)
- Enhancement vor der 11,5. s nach Aortenenhancement ist hochsuspekt
- medulläres, tubuläres, lobuläres und papilläres Karzinom zeigen spätes Enhancement
- medulläres, muzinöses und papilläres Karzinom zeigen glatte Begrenzung
- duktales Carcinoma in situ (DCIS)
  - hohes Risiko der Entstehung eines invasiven Karzinoms, bei hochgradigem DCIS 50 %, bei niedriggradigem DCIS 30 %
  - 40-50 % typisches Frühenhancement wie invasive Karzinome
  - 40 % atypisches Spätenhancement; herdförmiges und unregelmäßiges, duktales oder segmentales Enhancement
- fokal unregelmäßig begrenztes Enhancement
  - Karzinom
  - fokal proliferierende Mastopathie
  - Fettnekrose
  - Papillom
  - Fibroadenom
  - DS: Stanzbiopsie oder offene Biopsie auch bei unauffälliger Mammographie, Sonographie oder Klinik
- fokal regelmäßig begrenztes Enhancement
  - Fibroadenom
  - Papillom
  - Karzinom

- DS: Stanzbiopsie oder offene Biopsie bei mammographisch, sonographisch oder klinisch nicht eindeutig benignem Befund; sonst Kontrolle in 6 Monaten
- diffuses Enhancement
  - diffus proliferierende Mastopathie
  - entzündliche Veränderungen
  - Karzinom
  - DS: MR beeinflußt diagnostisches Vorgehen nicht

▶ Malignitätskriterien MR Mamma

- Form des Enhancements: dendritisch, sternförmig
- Begrenzung des Enhancements: unscharf
- Muster des Enhancements: randständig
- Kinetik des Enhancements: zentripetal
- Dynamik des Enhancements: initial (1.-3. Minute) starker Signalanstieg, postinitial (3.-8. Minute) Auswaschphänomen

▶ Pathologische Veränderungen der männlichen Mamma

- adipöse Pseudogynäkomastie
- Gynäkomastie
  - nodulärer Typ
  - dendritischer Typ
  - femininer Typ

8. Knochen, Gelenke

8. Knochen, Gelenke

Anatomie

▶ Geburtsreife

- dorsovolare Aufnahme der linken Hand
- Ossifikationskerne in Wirbelkörpern, Wirbelbögen, distaler Femurepiphyse, proximaler Tibiaepiphyse, Talus und Kalkaneus

▶ Rotatorenmanschette

- M. supraspinatus
- M. infraspinatus
- M. teres minor
- M. subscapularis
- M. deltoideus

▶ MR Normvarianten Labrum glenoidale

- hinteres Labrum glenoidale dreieckig oder abgerundet
- vorderes Labrum glenoidale mit zahlreichen Formvarianten (dreieckig, abgerundet, gespalten, gekerbt, kommaförmig, fehlend, zentrale Signalerhöhung, lineare Signalerhöhung)
- Normvarianten im oberen vorderen Bereich nicht mit Verletzungen verwechseln
    - sublabrales Foramen (teilweise fehlende Labrumanheftung an die Cavitas glenoidalis)
    - partielle Labrumaplasie

▶ MR Ansatzvarianten vordere Gelenkkapsel an Skapula

- Ansatz an der Basis des Labrum glenoidale
- Ansatz weiter medial
- Ansatz am Skapulahals
    - DD: traumatische Kapsellösung

▶ MR Karpaltunnel

- N. medianus: signalreiche Struktur, radialseitige Lage, querovale Form
- Beugersehnen: signalarm
- Retinaculum flexorum: signalarm

▶ MR Menisken

- äußere Schichten: bikonkave Scheiben bei sagittaler/koronarer Schnittführung
- innere Schichten: signalfreie Dreiecke bei sagittaler/koronarer Schnittführung
- jeweils Vorderhorn und Hinterhorn

▶ MR Kreuzbänder

- vorderes Kreuzband: Innenseite Condylus lateralis femoris - Area intercondylaris anterior tibiae; bei gestrecktem Knie angespannt
- hinteres Kreuzband: Innenseite Condylus medialis femoris - Area intercondylaris posterior tibiae; bei gestrecktem Knie entspannt

▶ Bandapparat oberes Sprunggelenk

- laterales Seitenband
  - Lig. talofibulare anterius, Lig. talofibulare posterius, Lig. calcaneofibulare
- mediales Seitenband
  - Lig. deltoideum (Pars tibiotalaris, Pars tibionavicularis, Pars tibiocalcanearis)
- tibiofibulare Syndesmose

▶ Hämatopoesemark bei Erwachsenen

- proximale Metaphysen von Humerus und Femur
- Schädelkalotte
- Wirbelkörper
- Sternum
- Rippen
- Skapula
- Becken
- Kalkaneus

▶ Varianten Kinder

- Schädel
  - akzessorische Schädelnähte: Sutura intraparietalis, Sutura longitudinalis
  - Schaltknochen: Inkabein
  - lokale Kalottenaufhellung: Foramina parietalia permagna, große Pacchioni-Granulationen

- Skelett
  - Thorax: Halsrippe, Gabelrippe
  - Wirbelsäule: Spina bifida occulta, anteriore Kantendefekte, Hahn-Spalten, numerische Variationen, Verkalkungen der Zwischenwirbelscheiben
  - Becken: Kompaktainseln
  - Extremitäten: benigner Kortikalisdefekt (spontane Rückbildungstendenz), unspezifische metaphysäre Verdichtungsbänder (Wachstumsstillstandslinien, Bleiintoxikation), ulnare/radiale Spiculae (Normvariante, Phenylketonurie), physiologische Periostreaktion (beschleunigtes Wachstum)

▶ Skelettszintigraphie

- 99mTc-Mono- oder Diphosphonat
- Anreicherung reflektiert Knochenanbau
- Knochenabbau nuklearmedizinisch nicht, radiologisch erst nach 30-50 %iger Abnahme des Kalksalzgehalts nachweisbar
- auch bei osteolytischen Prozessen Knochenanbau, da das Knochenparenchym versucht, die Läsion zu heilen
- bei Metastasensuche 1-Phasen-Skelettszintigraphie, bei benignen Skelettaffektionen 2- oder 3-Phasen-Skelettszintigraphie
  - 1. Phase: Injektion, Perfusionsphase
  - 2. Phase: 15 min p. i., Blutpoolphase
  - 3. Phase: 3 h p. i., Skelettphase
- Metastasen nur in Skelettphase positiv, akute entzündliche oder traumatische Prozesse in allen drei Phasen; Weichteilprozesse nur in Perfusions- und Blutpoolphase positiv
- Normalbefund
  - Anreicherung bei jungen Menschen stärker als bei älteren
  - Wachstumszonen als intensive, bandförmige, symmetrische Strukturen
  - Anreicherung in Regionen mit viel Knochenmasse stärker als in Regionen mit wenig Knochenmasse
  - physiologische Darstellung von Nieren, Harnblase und - bei menstruierenden Frauen - Mammae

Pathologie

▶ Leitsymptome

- Osteopenie
  - verminderter Kalkgehalt, vermehrte Strahlentransparenz

- generalisiert: Osteoporose, Anämien, Hyperthyreose, Hyperparathyreoidismus, Diabetes mellitus, Gravidität, Malnutrition, Plasmozytom, Steroide
- lokalisiert: Immobilisation, Morbus Sudeck, transiente regionale Osteoporose, Morbus Paget

- Osteolyse
  - Destruktion von Knochengewebe
  - spongiöser Knochen eher als kompakter Knochen
  - Morphologie bestimmt durch Aggressivitätsgrad
  - Lodwick IA: geographisch mit Randsklerose (solitäre Knochenzyste)
  - Lodwick IB: geographisch ohne Randsklerose und/oder mit vorgewölbter Kortikalis (Epidermoidzyste)
  - Lodwick IC: geographisch mit Kortikalisdurchbruch und/oder unscharfer Begrenzung (Riesenzelltumor)
  - Lodwick II: mottenfraßähnlich (Plasmozytom, Metastasen)
  - Lodwick III: permeativ (Ewingsarkom, Osteosarkom)

- Osteosklerose
  - vermehrter Kalkgehalt, verminderte Strahlentransparenz
  - generalisiert: osteoplastische Metastasen, Lymphom, Mastozytose, Osteomyelosklerose, Osteopoikilie, Melorheostose, Osteopetrose, Schwermetallintoxikaton, hypertrophe Osteoarthropathie
  - lokalisiert: Metastase, Sarkom, Osteoidosteom, Enchondrom, Morbus Paget, Osteochondrom, Osteom, Knocheninfarkt, Osteomyelitis

- Periostreaktion
  - solide: langsam wachsend (Osteoidosteom)
  - zwiebelschalenartig: intermittierend wachsend (Osteomyelitis, Ewingsarkom)
  - unterbrochen: schnell wachsend (Codman-Dreieck, Spiculae) (Osteosarkom)

▶ Akroosteolysen

- Hyperparathyreoidismus
- Sklerodermie
- Angiomatose der Knochen (Morbus Gorham-Stout)
- Lepra
- Morbus Raynaud
- Polyvinylchloriderkrankung

▶ Frakturzeichen

- klinisch
  - Schmerzen
  - eingeschränkte Funktion
  - massive Weichteilschwellung
  - abnorme Beweglichkeit
  - Krepitation
- radiologisch
  - Transparenzerhöhung
  - Kontinuitätsunterbrechung

▶ Frakturbeschreibung

- bei Kindern und Jugendlichen vor allem chondrale Frakturen, bei Erwachsenen vor allem osteochondrale Frakturen
- Lokalisation
  - apophysär, epiphysär, metaphysär, diaphysär
- Konfiguration
  - Quer-, Längs-, Schräg-, Spiralfraktur
  - T-, Y-, V-förmige Fraktur
  - Stück-, Trümmer-, Splitterfraktur
  - Stauchungs-, Kompressionsfraktur
  - Abrißfraktur
- Dislokation
  - Verkürzung
  - Verlängerung
  - Seitenverschiebung
  - Achsenabknickung
  - Torsion

▶ Besondere Frakturformen

- Infraktion
- Grünholzfraktur
- Marschfraktur
- offene Fraktur
- pathologische Fraktur

▶ Looser-Umbauzonen

- Pseudofrakturen aus Osteoidkallus
- Schambein, Sitzbein, Femurhals, Femurschaft, Rippen, Skapula

- bandförmige Sklerose in der Spongiosa, Aufhellung in der Kortikalis
- multipel als Milkman-Syndrom

▶ Epimetaphysäre Verletzungen

- Verletzungen der Epiphysenfugen typisch für Wachstumsalter
- Epiphysenfugen in bis zu 20 % aller Frakturen mitbeteiligt
- Salter I: Epiphyseolyse
- Salter II/Aitken I: Epiphyseolyse und Metaphysenfraktur
- Salter III/Aitken II: Epiphyseolyse und Epiphysenfraktur (Wachstumsstörung möglich)
- Salter IV/Aitken III: Epiphyseolyse, Metaphysenfraktur und Epiphysenfraktur (Wachstumsstörung möglich)
- Salter V: Epiphysenkompression (Wachstumsstillstand)

▶ Geburtstraumata

- Klavikulafrakturen
- Humerus- und Femurfrakturen
- Epiphyseolyse

▶ Frakturen im Kindesalter

- Wulstfraktur
  - Kompressionstrauma in der Längsachse
  - Metaphyse
  - Vorwölbung des Periosts und der Kortikalis, Verdichtung der Spongiosa
- Grünholzfraktur
  - Metaphyse, Diaphyse
  - Fraktur der Kortikalis auf der Spannungsseite (Konvexität), Verbiegung auf der Kompressionsseite (Konkavität)
- Biegungsfraktur
  - nur Verbiegung des Röhrenknochens

▶ Kindesmißhandlung (Battered child-Syndrom)

- metaphysäre Absprengungen pathognomonisch
- Schädelfraktur mit Nahtsprengung
- kortikale Hyperostose im Bereich der Diaphysen langer Röhrenknochen
- Rippenfrakturen, Klavikulafrakturen, Skapulafrakturen
- verschiedenes Alter der Frakturen
- DS: Schädel in zwei Ebenen, Skelettszintigraphie, evtl. gezielte Röntgenaufnahmen

▶ Osteosyntheseverfahren

- Nagelung
- Stiftung
- Verplattung
- Verschraubung
- Zuggurtung

▶ Frakturheilung

- am Anfang Frakturlinie scharf, nach 10-14 Tagen Frakturlinie breiter, nach Kallusbildung Frakturlinie unscharf
- primäre Frakturheilung
  - geringe Kallusbildung
- sekundäre Frakturheilung
  - Kallusbildung
  - Umwandlung des unreifen Faserknochens in reifen Lamellenknochen
  - Kallusabbau
- radiologische Zeichen der knöchernen Konsolidierung
  - kontinuierliche Überbrückung der Fraktur
  - homogene Dichte des Frakturkallus
  - Dichte Frakturkallus vergleichbar mit Dichte Kortikalis
  - Nachweisbarkeit dieser Zeichen in zwei Ebenen
- Immobilisation bei Frakturen an der unteren Extremität länger als bei Frakturen an der oberen Extremität
- zur Mobilisation an unterer Extremität scharfe kräftige Kallusbildung notwendig, an oberer Extremität unscharfe wolkige Kallusbildung ausreichend

▶ Heilungsverzögerung

- verzögerte Frakturheilung
  - nach 3-6 Monaten keine Frakturheilung
  - Abrundung der Fragmentenden
  - Vergrößerung des Frakturspalts
  - überschießender Kallus
  - Materiallockerung
  - Lysezonen
- Pseudarthrose
  - Endzustand mit Falschgelenk

▶ Frakturkomplikationen

- Inaktivitätsosteopenie
- Sudeck-Dystrophie
  - schmerzhafte akute Osteopenie mit Weichteilschwellung oder -atrophie
  - diffuse Schmerzen, unterschiedliche Hautfarbe, diffuses Weichteilödem, unterschiedliche Hauttemperatur, eingeschränkte Beweglichkeit
  - erst fleckförmige, dann gleichmäßige Osteopenie
  - Szintigraphie: positiv
  - MR: Ödem und Enhancement der Weichteile, selten Knochenmarksveränderungen
  - DD: Arthritis, Inaktivitätsosteopenie, Osteomyelitis
  - KO: Insuffizienzfraktur
- Osteonekrose
- Arthrose
- Osteomyelitis
- Myositis ossificans

▶ Weichteilläsionen

- Sternum: Aortenruptur, Tracheal- und Bronchialriß, Herzverletzung
- obere Rippen: Aortenruptur, Verletzung von brachiozephalen Gefäßen, Trachealriß
- linksseitige untere Rippen: Milzruptur, Zwerchfellruptur, Nierenverletzung, Duodenalhämatom
- rechtsseitige untere Rippen: Leberruptur, Nierenverletzung
- Proc. transversus der LWS: Nierenverletzung, Pankreasverletzung, Duodenalhämatom
- Schambein: Harnblasenverletzung, Urethraverletzung

▶ Weichteilverletzungen als indirekte Frakturzeichen

- Wirbelsäule: paravertebrales Hämatom
- Nasennebenhöhle: posttraumatischer Luft-Flüssigkeits-Spiegel
- Orbita: Orbitaemphysem
- Schädelbasis: intrakranielle Luft
- Ellenbogen: Fat pad-Zeichen
- Knie: Fett-Flüssigkeits-Spiegel (Holmgren-Zeichen, beweisend für intraartikuläre Kniefraktur)

▶ Abklärung von Schädelfrakturen

- Schädelkalotte
  - Schädel ap und seitlich (frakturverdächtige Seite filmnah)
  - frontosubokzipitale Aufnahme nach Towne
- Schädelbasis
  - Dünnschicht-CT (bei Schädelhirntrauma auch kraniozervikaler Übergang)

▶ Schädelkalottenfrakturen

- lineare Fraktur
- Splitter- und Impressionsfraktur
- komplizierte Fraktur

▶ Abklärung von Gesichtsschädelfrakturen

- CT
- viertel- und halbaxiale Schädelaufnahme
- seitliche Nasenbeinaufnahme
- Henkeltopfaufnahme
- subokzipitofrontale Aufnahme nach Clementschitsch
- Orthopantomographie

▶ Oberkieferfrakturen

- Le Fort I: Absprengung der Maxilla oberhalb des harten Gaumens
- Le Fort II: Absprengung der Maxilla mit dem Nasenskelett unter Beteiligung der Orbita
- Le Fort III: Absprengung des gesamten Mittelgesichts von der Schädelbasis

▶ Abklärung von Wirbelsäulenfrakturen

- WS ap, seitlich und schräg
- Densaufnahme
- funktionelle Aufnahmen
- CT

▶ Stabilität von Wirbelsäulenfrakturen

- nach dem 3-Säulen-Modell von Denis werden komplette Verletzungen von mindestens 2 Säulen als instabil bezeichnet
  - 1. Säule: vordere zwei Drittel des Wirbelkörpers, Anulus fibrosus, vorderes Längsband
  - 2. Säule: hinteres Drittel des Wirbelkörpers, Bogenwurzeln, hinteres Längsband

- 3. Säule: Wirbelbögen, Wirbelgelenke, Gelenkkapseln

▶ HWS-Frakturen

- Kantenabsprengung
- Impressionsfraktur
- Kompressionsfraktur
- Längsfraktur
- Querfraktur
- Bogenfraktur
- Fortsatzfraktur
- Luxationsfraktur

▶ Besondere Frakturformen

- atlantookzipitale Dislokation: Verschiebung der Schädelbasis gegenüber dem Atlas
- Jefferson-Fraktur: Fraktur des vorderen und hinteren Atlasbogens
- Hangman-Fraktur: Fraktur beider Bogenwurzeln des Axis
- Tear drop-Fraktur: Knochenausriß der Unterkante eines Wirbelkörpers

▶ Densfrakturen nach Anderson

- I: Abriß der Spitze
- II: Fraktur der Densbasis
  - häufigster Frakturtyp, instabil, chirurgische Versorgung
- III: Beteiligung des Axiskörpers

▶ BWS-Frakturen

- paravertebrales Hämatom indirektes Zeichen auf ap-Aufnahme
- obere BWK auf Standardaufnahmen nicht ausreichend dargestellt, zusätzlich CT
- bei Frakturen der oberen BWK oft Mediastinalhämatom
- bei Frakturen der BWS oft auch Sternumfraktur

▶ Rippenfrakturen

- am häufigsten 4.-9. Rippe
- oft Kombination mit Klavikula-, Skapula-, Sternum- und BWS-Fraktur
- bei den drei obersten Rippen Gefahr für Trachea, Bronchien und Aorta, bei den drei untersten Rippen Gefahr für Leber, Milz und Nieren
- Begleitbefunde: Thoraxwandhämatom, Weichteilemphysem, Hämatothorax, Pneumothorax, Lungenkontusion

▶ Zwerchfellruptur

- 95 % linksseitig
- oft Kombination mit Rippenfrakturen, Milzruptur und selten Leberruptur
- Kontrastmitteldarstellung des Ösophagus und des Magens

▶ Abklärung von Schulterfrakturen

- Schulter ap (mit 25° Anhebung der kontralateralen Seite, um den glenohumeralen Gelenkspalt freizuprojizieren)
- Schulter transskapulär/axial
- Aufnahme nach Johner (tangentiale Aufnahme des Humeruskopfs)
- CT

▶ Schulterluxation

- vordere
  - Impressionsfraktur des posterolateralen Humeruskopfs (Hill-Sachs-Läsion)
    - DD: MR posterolaterale Abflachung des Humeruskopfs am epimetaphysären Übergang auf weiter kaudal gelegenen Schichten
  - Abriß des anteroinferioren Labrums (Bankart-Läsion)
  - Abriß der anterioren Gelenkkapsel (Hartmann-Broca-Läsion)
- hintere
  - Impressionsfraktur des anteromedialen Humeruskopfs (umgekehrte Hill-Sachs-Läsion)

▶ Erkrankungen der Rotatorenmanschette

- Impingement
  - Einengung des Gleitraums der Sehnen
  - durch Hakenform und flachen Anstiegswinkel des Akromions (schrägsagittale Schnittführung), Bandverkalkungen, Osteophyten, Akromioklavikulargelenksarthrose, Akromioklavikulargelenkserguß
  - Einengung der Rotatorenmanschette (vor allem der Sehne des M. supraspinatus), Verschmälerung der Fettschichten
  - Stadien nach Neer
    - I: Ödem, Mikroblutungen
    - II: Tendinitis, Fibrose
    - III: Ruptur, Osteophyten
  - oft gleichzeitig Enthesiopathie (degenerative Veränderungen des tendinoossären Übergangs), akute Tendinitis der langen Bizepssehne

- akute Tendinitis
  - MR: T2 Sehne geschwollen und signalreich (Ödem), Bursen signalreich (Ergüsse)
- chronische Tendinitis
  - MR: T1 Sehne signalreich (mukoide Gewebsumwandlung), Verkalkungen signalfrei
- partielle Ruptur
  - meist durch Impingement, seltener durch Trauma oder Überbeanspruchung
  - vor allem Sehne des M. supraspinatus, seltener des M. infraspinatus oder des M. subscapularis
  - MR: geringere Treffsicherheit als bei kompletter Ruptur
  - DD: Tendinitis
- komplette Ruptur
  - Kontinuitätsunterbrechung der Sehne
  - MR: bei frischerer Ruptur Defekt T1 hypointens, T2 hyperintens, meist zusätzlich Gelenk- und Bursaerguß; bei älterer Ruptur Defekt T1 hypointens, T2 iso- oder hypointens
  - KO: bei chronischer Ruptur fettige Atrophie des Muskels

▶ Indikationen MR-Arthrographie

- osteochondrale Defekte
- freie Gelenkkörper
- voroperierter Meniskus
- azetabulare Labrumläsionen
- glenoidale Labrumläsionen

▶ Klavikulafraktur

- 80 % mittleres Segment, 15 % laterales Segment, 5 % mediales Segment
- KO: exuberanter Kallus mit Kompression des neurovaskulären Bündels (Plexus brachialis und A. subclavia)

▶ Luxation des Akromioklavikulargelenks nach Tossy

- I: Kapselläsion ohne Bandruptur
- II: Klavikulaelevation um halbe Schaftbreite
- III: Klavikulaelevation um ganze Schaftbreite

▶ Insertionstendopathien am Ellenbogen

- Epicondylitis humeri radialis (Tennisellenbogen)
  - MR: T1 M. anconaeus hypointens, Enhancement; T2 hyperintens

- DD: synoviale Plicae des Humeroradialgelenks, nervales Engpaßsyndrom
- Epicondylitis humeri ulnaris (Golferellenbogen)

▶ MR Kompressionssyndrome

- Karpaltunnel
  - Vorwölbung des Retinaculum flexorum
  - Verdickung und Signalanhebung des N. medianus
  - Atrophie Thenarmuskulatur
- Guyonloge
  - N. ulnaris, A. ulnaris

▶ Ganglien

- gallertige Raumforderungen, die ihren Ursprung von ligamentären, ossären oder tendinösen Strukturen nehmen und sich in der Nähe von Gelenken ausbreiten
- Os lunatum als häufigste Lokalisation intraossärer Ganglien
- oft im Handgelenksbereich
- MR: T1 signalarm, T2 sehr signalreich; Septierungen

▶ Unterarm- und Handgelenksfrakturen

- Monteggia-Fraktur
  - proximale Ulnafraktur und luxiertes Radiusköpfchen
- Galeazzi-Fraktur
  - distale Radiusfraktur und luxiertes Ulnaköpfchen
  - seltener als Monteggia-Fraktur
- distale Radiusfraktur loco typico
  - Sturz auf dorsalflektierte (Colles-Fraktur) oder seltener volarflektierte (Smith-Fraktur) Hand, oft auch Abriß des Proc. styloideus radii
  - KO: Medianuslähmung, Karpaltunnelsyndrom
- Skaphoidfraktur
  - 80 % Lokalisation in der Taille
  - bei unklarem Befund Wiederholung der Aufnahme nach 10 Tagen, Szintigraphie oder MR
  - MR: Knochenmarksödem, Frakturlinie, Weichteilödem
  - KO: verzögerte Heilung, Pseudarthrose, avaskuläre Nekrose
  - Sklerose des Fragments deutet auf Störung der Durchblutung, beweist aber nicht die Nekrose, Abklärung durch MR

- Hamulus ossis hamati-Fraktur
  - Sturz auf gestreckte Hand
  - Karpaltunnelaufnahme oder CT

▶ Lunatumluxation

- auf ap-Aufnahme dreieckige (Spitze nach distal) statt der normalerweise rhomboiden Form
- auf Seitaufnahme Unterscheidung zwischen Lunatumluxation (Lunatum nach volar verlagert) oder perilunärer Luxation (Lunatum an normaler Stelle, übrige Karpalia nach dorsal verlagert) möglich

▶ Skapholunäre Dissoziation

- durch Riß der skapholunären Bänder bei Trauma oder rheumatoider Arthritis
- Abstand zwischen Skaphoid und Lunatum größer als 2 mm verdächtig (Terry-Thomas-Zeichen), größer als 4 mm beweisend; Ringstruktur in Skaphoid (Siegelring-Zeichen)
- DS: MR

▶ Handfrakturen

- Bennett-Fraktur: Luxationsfraktur der Basis des ersten Metakarpale
- Rolando-Fraktur: Trümmerfraktur der Basis des ersten Metakarpale
- Boxer-Fraktur: subkapitale Fraktur des fünften Metakarpale
- Busch-Fraktur: Knochenabriß aus der Basis der Endphalanx

▶ Abklärung von Beckenfrakturen

- Becken ap (medialer Azetabulumdachbogen)
- Schrägaufnahmen
  - Obturatoraufnahme (ventraler Azetabulumdachbogen)
  - Alaaufnahme (dorsaler Azetabulumdachbogen)
- CT

▶ Beckenfrakturen

- stabil
  - Abrißfraktur
  - Fraktur des Sakrums
  - Fraktur der Crista iliaca
  - Fraktur der Schambeinäste
- instabil
  - Sattelfraktur
  - Fraktur der vier Schambeinäste

- Frakturen des vorderen und hinteren Beckenrings
- Malgaigne-Fraktur
    - einseitig, Fraktur der beiden gleichseitigen Schambeinäste und Iliosakralfraktur bzw. -sprengung
- Korbhenkelfraktur
    - Fraktur der beiden gleichseitigen Schambeinäste und kontralaterale Iliosakralfraktur bzw. -sprengung
- Beckensprengung
    - Sprengung der Symphyse (Symphysenspalt breiter als 8 mm, Stufenbildung am unteren Rand des Arcus symphysis) und eines oder beider Iliosakralgelenke
- Trümmerfraktur

▶ Azetabulumfrakturen

- Fraktur des hinteren (ilioischialen) Pfeilers
    - Dashboard-Fraktur
    - oft zusätzlich hintere Hüftluxation
- zentrale Azetabulumfraktur
    - fast immer zusätzlich zentrale Hüftluxation
- Fraktur des vorderen (iliopubischen) Pfeilers

▶ Femurkopfluxation

- Formen
    - hintere: Femurkopf in Innenrotation, Adduktion, Flexion
    - zentrale: Kombination mit zentraler Azetabulumfraktur
    - vordere: Femurkopf in Außenrotation, Abduktion, Flexion
- auf der Postrepositionsaufnahme spricht Erweiterung des Gelenkspalts um mehr als 2 mm im Vergleich zur Gegenseite für interponiertes Fragment
- KO: aseptische Femurkopfnekrose, bei hinterer Luxation Ischiadikuslähmung

▶ Abklärung von Schenkelhalsfrakturen

- Becken ap
- entsprechende Hüfte axial

▶ Schenkelhalsfrakturen

- zervikal, medial, lateral, pertrochantär, subtrochantär
- bei Osteopenie Frakturlinie schwer zu erkennen, Wiederholung der Aufnahme nach 10 Tagen

- KO: aseptische Femurkopfnekrose, Pseudarthrose, posttraumatische Arthrose

▶ Zeichen einer Hüftprothesenlockerung

- klinisch
  - progrediente Belastungsschmerzen
  - Abnahme bei Entlastung
  - Zunahme bei Hüftrotation (Schaftlockerung) bzw. Hüftbeugung (Pfannenlockerung)
- radiologisch
  - Prothesenfraktur
  - Prothesenbeweglichkeit
  - Prothesenwanderung
  - Aufhellungssaum

▶ Abklärung von Kniefrakturen

- Knie ap, seitlich
- Patella-Défilée-Aufnahmen
- Tunnelaufnahme nach Frik

▶ Kniefrakturen

- Fraktur der Femurkondylen
- Fraktur der proximalen Tibiakondylen (Tibiaplateaufraktur)
  - Holmgren-Zeichen
  - KO: Varusfehlstellung, Valgusfehlstellung, Arthrose
- Fraktur der Eminentia intercondylica
  - immer Läsion des vorderen Kreuzbands
  - häufigste Ursache freier Gelenkkörper im Kniegelenk
- Abrißfraktur der Tuberositas tibiae
- Patellafraktur
  - DD: Patella bi- oder tripartita (gut definierte Kortikalis, immer am oberen lateralen Rand der Patella gelegen)
- Kniegelenksluxation
- Meniskusriß
  - MR zur Darstellung von Begleitverletzungen an Kreuz- und Seitenbändern
  - Unhappy triad: Innenmeniskus, vorderes Kreuzband, mediales Seitenband

▶ MR Meniskusläsionen

- O: signalfreie dreieckige Struktur (Normalbefund)
- I: punktförmige Signalerhöhung ohne Verbindung zur Oberfläche (muzinöse Degeneration, Magic angle-Artefakt)
- II: lineare Signalerhöhung ohne Verbindung zur Oberfläche (ausgedehnte muzinöse Degeneration, Riß in Meniskussubstanz)
- III: lineare Signalerhöhung mit Verbindung zur Oberfläche (Riß)
- IV: mehrere Signalanhebungen, Deformation, Fragmentation (komplexe Verletzung)
- Korbhenkelriß
  - Zeichen des "doppelten hinteren Kreuzbands": auf sagittalen Schichten wird das nach medial verlagerte Meniskusfragment parallel und unter dem hinteren Kreuzband abgebildet
  - Zeichen des "flipped meniscus": das Meniskusfragment wird unmittelbar dorsal des Vorderhorns abgebildet, so daß das Vorderhorn vergrößert wirkt
  - Nachweis eines Fragments im Interkondylenraum

▶ MR Kreuzbandläsionen

- vorderes Kreuzband
  - Kontinuitätsunterbrechung
  - globale Auftreibung und diffuse Signalerhöhung
  - welliger Verlauf und fokale Signalerhöhung
  - Bone bruise (Knochenmarkskontusion)
  - ausgeprägte Angulation des hinteren Kreuzbands
  - fehlende Darstellung in anatomischer Position
- hinteres Kreuzband
  - wesentlich seltener

▶ MR Seitbandläsionen

- O: signalfreie bandförmige Struktur (Normalbefund)
- I (Zerrung): fokale Signalerhöhung, Kontinuität erhalten; Funktion erhalten
- II (Teilruptur): Bandverdünnung, Fasern unterbrochen; Funktion eingeschränkt
- III (Ruptur): welliger Verlauf, Kontur unterbrochen, evtl. meniskokapsuläre Separation, Femurkontusion, Blutung; Funktion aufgehoben

▶ Unterschenkelfrakturen

- Fibulafraktur
  - KO: Lähmung N. peronaeus, Verletzung A. tibialis anterior
- Maisonneuve-Fraktur
  - proximale Fibulafraktur oder luxiertes Fibulaköpfchen

▶ Abklärung von Sprunggelenksfrakturen

- oberes Sprunggelenk ap (5-10° Innenrotation, um Malleolargabel freizuprojizieren)
- oberes Sprunggelenk seitlich
- Schrägaufnahmen
- gehaltene Aufnahmen (bei 10-15° Aufklappbarkeit oder bei um 3° vermehrte Aufklappbarkeit im Vergleich zur gesunden Seite pathologisch)

▶ Malleolarfrakturen nach Weber

- A: Fraktur distal der Syndesmose
- B: Fraktur auf Höhe der Syndesmose
- C: Fraktur proximal der Syndesmose
- bei Typ B und C oft Abriß eines Fragments an der distalen Tibiahinterkante (Volkmann-Dreieck)
- KO: Arthrose

▶ Achillessehnenruptur

- durch sportliche Überlastung, längere Kortisoneinnahme, rheumatoide Arthritis, Diabetes, Gicht, Hyperparathyreoidismus
- meist 2-6 cm oberhalb des kalkanearen Ansatzes
- im Rupturbereich Interposition von Fett und Flüssigkeit (Ödem, Blut)
- DS: Sono, MR

▶ Fußfrakturen

- Talusfraktur
  - wegen schlechter Vaskularisation des Talus oft aseptische Talusnekrose
  - osteokartilaginäre Frakturen (Flake-Frakturen) der talaren Gelenkfläche des oberen Sprunggelenks nach Pronations- und Supinationstrauma
- Kalkaneusfraktur
  - Fall aus der Höhe auf die Füße
  - 10 % bilaterale Kalkaneusfraktur, 10 % BWS-Frakturen
  - KO: chronische Osteomyelitis, subtalare Arthrose

- Jones-Fraktur
  - Fraktur der Basis des fünften Metatarsale an der Ansatzstelle des M. peronaeus brevis
- Marschfraktur
  - Diaphyse des zweiten oder dritten Metatarsale

▶ Osteomyelitis

- akute Osteomyelitis
  - Sepsis, Staphylococcus aureus
  - Metaphyse
  - 1. Woche
    - Knochen nicht sichtbar alteriert
    - Sono: Weichteilschwellung und Abdrängung der dem Knochen anliegenden Fettlinien durch subperiostalen Abszeß
    - Szintigraphie: positiv
  - 2. Woche
    - zirkumskripte Osteopenie
    - mottenfraßähnliche Destruktion
    - periostale Reaktion
  - MR: T1 hypointens im Vergleich zum Fettmark, Enhancement; T2 hyperintens
  - DD: Ewing-Sarkom
  - KO: Epiphyseolyse, Wachstumsstörung
- chronische Osteomyelitis
  - posttraumatisch, nach akuter hämatogener Osteomyelitis, postoperativ
  - buntes Bild aus Kortikalisverdickung, Sklerosierung und Osteolysen
  - Sequester
  - Fisteln
- Brodie-Abszeß
  - subakute hämatogene Osteomyelitis
  - proximale oder distale Tibiametaphyse
  - scharf begrenzte Osteolyse mit Sklerosesaum
  - wenig Klinik
  - Szintigraphie: positiv
  - MR: T2 Abszeß signalreich
- Plasmazellosteomyelitis
  - viel Sklerose um polygonale Aufhellungen
  - wenig Klinik

- sklerosierende Osteomyelitis Garré
  - Mandibula
  - Sklerosierung und Auftreibung des betroffenen Knochenabschnitts ohne Destruktion und Sequestration
- postoperative Osteomyelitis
  - Osteolysen, Resorptionszonen um Implantat, Periostreaktionen
- Osteomyelitis per continuitatem
  - diabetischer Fuß
  - kortikale Osteolyse, die sich in die Markhöhle ausdehnt

▶ Spondylodiszitis

- infektiös, tuberkulös
- Verlauf bei infektiöser Spondylodiszitis schneller
- Frühzeichen
  - höhengeminderter Intervertebralraum
  - erst unscharfe Konturierung, dann Destruktion der angrenzenden Deck- und Bodenplatte
  - paravertebraler Weichteilabszeß
  - MR: T1 Bandscheibe, Deck- und Bodenplatte hypointens, Enhancement; T2 hyperintens
    - DD: frische osteoporotische Fraktur, neoplastische Knochenmarksinfiltration (Bandscheibe jeweils nicht betroffen)
  - Aktivitätsbeurteilung durch Szintigraphie
- Spätzeichen
  - Sklerosierung
  - Osteophyten
  - Blockwirbel
  - Wirbelkörperkompression
  - MR: T1 signalreicher Markraum durch fettige Regeneration

▶ Arthritis

- Weichteilschwellung
- Osteopenie
- Gelenkspaltverschmälerung
- Gelenkflächenusuren
- Ankylose
- MR: Frühdiagnostik von Gelenkerguß, Weichteilschwellung, hypervaskularisiertem Pannusgewebe, Knorpelerosionen und Tendosynovitis

▶ Weichteilinfektionen

- Schwellung
- Obliteration von Gewebeschichten
- Gaseinschlüsse

▶ Rheumatoide Arthritis

- 75 % Rheumafaktor
- systemische Erkrankung mit Bevorzugung der kleinen Gelenke (Handwurzelgelenk, Metakarpophalangealgelenk, proximales Interphalangealgelenk), schubweisem Verlauf und Fortschreiten in zentripetaler Richtung
- monoartikulär, polyartikulär
- oft symmetrischer Gelenkbefall
- artikuläre Zeichen
  - Weichteilschwellung
  - Osteopenie
  - Gelenkspaltverschmälerung
  - Gelenkflächenusuren
  - Ankylose
  - Synovialzysten
  - Subluxationen
    - Schwanenhalsdeformität
    - Knopflochdeformität
    - Protrusio acetabuli
    - Luxation HWK 1–HWK 2
- extraartikuläre Zeichen
  - subkutane Knoten
  - Perikarderguß
  - obstruktive Bronchopneumonie
- MR: synovitisches Proliferationsgewebe (Pannus) T1 hypointens, Enhancement; T2 hyperintens; Gelenkerguß

▶ Juvenile rheumatoide Arthritis

- Krankheitsbeginn vor dem 16. Lebensjahr
- Befall der Halswirbelsäule in 65 % (fünfte Extremität des juvenilen Rheumatikers)
- besondere Zeichen
  - abgeschmolzene Akren
  - ausgeprägte Periostreaktion
  - frühe Ankylosierung

- Wachstums- und Reifestörungen
- atypische Knochenkerne
- ausgeprägte Weichteilschwellung
- abgeschmolzene Sesambeine
- systemische Verlaufsform (Morbus Still)
  - Lymphadenopathie
  - Hepatosplenomegalie
  - Fieber
  - Anämie

▶ Seronegative Spondylarthritiden

- ankylosierende Spondylarthritis (Morbus Bechterew)
- Psoriasisarthritis
- Reiter-Syndrom
- Enterospondylarthritis
- Merkmale
  - Sakroiliitis
  - periphere Arthritis
  - oft Enthesiopathien
  - jüngeres Erwachsenenalter
  - positive Familienanamnese
  - keine Rheumafaktoren
  - HLA-B 27

▶ Ankylosierende Spondylarthritis (Morbus Bechterew)

- Iliosakralgelenk
  - meist bilateraler und symmetrischer Befall (Sakroiliitis Typ buntes Bild)
  - Frühzeichen: Gelenkflächenusuren, reaktive subchondrale Sklerosierung, Gelenkspaltverschmälerung
  - Spätzeichen: Ankylose
- Wirbelsäule
  - Kastenwirbel
  - Syndesmophyten
  - Bambusstab
- Fibroostitis an Sitzbein und Kalkaneus
- LWS ap in Steinschnittlage mit Darstellung der Sakroiliakalgelenke und der beiden unteren Brustwirbel als Testregion

- im Vergleich zu Osteophyten zeigen Syndesmophyten ein Wachstum in Richtung Wirbelkörperlängsachse; Parasyndesmophyten dehnen sich nach lateral und erst dann nach ventral aus

▶ Psoriasisarthritis

- 7 % der Psoriasispatienten
- Sakroiliitis Typ buntes Bild
- Parasyndesmophyten
- Gelenke
  - 50 % asymmetrischer Befall, 40 % transversaler Befall (DIP), 10 % axialer Befall
  - Protuberanzen
  - Gelenkranderosionen
  - metadiaphysäre Kompaktaarrosion
  - diaphysäre Periostverknöcherungen
- Fibroostitis oft am Kalkaneus

▶ Reiter-Syndrom

- Arthritis, Urethritis, Konjunktivitis
- Sakroiliitis Typ buntes Bild
- Parasyndesmophyten
- erosiv destruktive Arthropathie an Gelenken der unteren Extremität mit zarten begleitenden Periostverknöcherungen
- Fibroostitis an Sitzbein und Trochanteren
- Achillobursitis

▶ Enterospondylarthritis

- Colitis ulcerosa, Morbus Crohn, Morbus Whipple, Zöliakie, pseudomembranöse Kolitis
- Oligo- und Polyarthritiden der Knie- und Sprunggelenke
- seltener Sakroiliitis Typ buntes Bild

▶ Pustulöse Arthroosteitis

- Pustulosis palmoplantaris oder Psoriasis pustulosa
- sklerosierende Veränderungen an Wirbelkörpern und großen Röhrenknochen mit oder ohne sternokostoklavikuläre Hyperostose
- Szintigraphie: Stierkopf-Zeichen
- SAPHO-Syndrom: Synovitis, Akne, Pustulosis, Hyperostosis, Osteitis

▶ Kollagenosen

- systemischer Lupus erythematodes
    - Handskelettosteoporose, Fußskelettosteoporose
    - kleine subartikuläre Zysten am Handskelett
    - Pleuritis, Perikarditis
- Sklerodermie
    - Handskelettosteoporose, Handwurzelzysten, reaktionsloser Akrenschwund, interstitielle Kalzinose
    - CRESTA-Syndrom: Calcinosis, Raynaud phenomenon, Esophageal dysmotility, sclerodactyly, teleangiectasia, arthritis
- Dermatomyositis
    - gelenknahe Handskelettosteoporose
    - interstitielle Kalzinose

▶ Sarkoidose

- fleckförmige Sklerosen, Osteolysen
- polyzystische Veränderungen an der Hand
- Periostverknöcherungen, Weichteilschwellungen
- Szintigraphie: multilokuläre Anreicherungen

▶ Arthrose

- primär (Mißverhätnis zwischen Belastung und Belastbarkeit), sekundär (posttraumatisch, postentzündlich)
- am häufigsten MCP, PIP, DIP, Schultergelenk, Hüftgelenk, Kniegelenk betroffen
- Rhizarthrose im Karpometakarpalgelenk I, Bouchard-Arthrose im PIP, Heberden-Arthrose im DIP
- Gelenkspaltverschmälerung
- Geröllzysten
- subchondrale Sklerose
- Osteophyten
- Subluxationen
- MR: inhomogenes Knorpelsignal, abnehmende Knorpeldicke, unregelmäßige Knorpeloberfläche, schließlich Knorpelglatze

▶ Transkortikale Synoviaherniation (Herniation pit)

- Defekte im oberen äußeren, selten unteren inneren Quadranten des Schenkelhalses
- MR: T1 hypointens, T2 hyperintens (überwiegend Flüssigkeit) oder hypointens (überwiegend Bindegewebe); Sklerosesaum

▶ Neurogene Osteoarthropathie

- durch Diabetes mellitus, Syringohydromyelie, Lues, hämorrhagische Arthropathie
- Arthrose in exzessiver Form
- Osteolysen, Destruktion, Subluxation, Frakturen

▶ Diffuse idiopathische Skeletthyperostose (DISH)

- Verkalkungen oder Verknöcherungen am vorderen oder seitlichen Rand von mindestens vier Wirbelkörpern
- normale Intervertebralräume, keine Osteochondrosezeichen
- keine Ankylose der hinteren Wirbelgelenke oder der Iliosakralgelenke
- mildes klinisches Bild im Vergleich zu schweren radiologischen Veränderungen

▶ Kristallarthropathien

- Gicht
  - Natriumuratkristalle
  - primär: metabolisch
  - sekundär: hämatologisch, endokrin, vaskulär, renal
  - meist Großzehengrundgelenk, selten Knie- und kleine Handgelenke
  - Akutstadium: keine Veränderungen
  - Spätstadium: Gelenkspaltverschmälerung, Gelenkflächenusuren, stachelartige Periostverkalkungen, Destruktionen, Tophi
  - DD: When in doubt, think of gout
- Chondrokalzinose
  - Pyrophosphatkristalle
  - Arthrosezeichen
  - Knorpelverkalkungen an Knie-, Hand- und Ellenbogengelenk
  - skapholunäre Nekrose und Kollaps
- Hydroxylapatitrheumatismus
  - Hydroxylapatitkristalle
  - Arthrosezeichen
  - kalzifizierende Tendinitis am Schultergelenk
  - extraartikuläre Verkalkungen
  - Milwaukee-Schulter mit hochgradiger Destruktion des Gelenks
- Hämochromatose
  - Eisenablagerungen
  - Arthrosezeichen

- Dropping osteophyts an den Metakarpophalangealgelenken
- Knorpelverkalkungen an Knie- und Handgelenk
- Arthropathie bei Wilson-Krankheit
  - Kupferablagerungen
  - Arthrosezeichen
  - Osteoporose mit sekundären Spontanfrakturen
- Alkaptonurie (Ochronose)
  - Homogentisinsäureablagerungen
  - Arthrosezeichen
  - multiple Verkalkungen in allen Bandscheiben

▶ Artikuläre und periartikuläre Verkalkungen

- Arthrose
- Trauma
- Entzündung
- Hämatom
- Myositis ossificans
- Dialyse
- Stoffwechselstörung
- Kollagenose
- Gelenkchondromatose

▶ Osteoporose

- Verlust an Knochenmasse bei normalem histologischen Aufbau und normaler chemischer Zusammensetzung des erhaltenen Knochens
- Überwiegen der Knochenresorption gegenüber der Knochenformation
- Frakturen beweisend, sonst nur Osteopenie
- High turnover-Osteoporose
  - Knochenumbau beschleunigt
  - Hyperthyreose, Inaktivitätsosteoporose, Sudeck-Dystrophie
  - fleckige, ungleichmäßige Veränderungen
- Low turnover-Osteoporose
  - Knochenumbau verlangsamt
  - Hypothyreose, senile Osteoporose, postmenopausale Osteoporose
  - diffuse, gleichmäßige Veränderungen
  - senile Osteoporose generalisiert, postmenopausale Osteoporose nur an Wirbelsäule und Becken

- Zeichen
  - Spongiosararefizierung, Frakturen
  - Rahmenwirbel, Fischwirbel, Keilwirbel, Flachwirbel
- Frühdiagnostik
  - Sonographie, Osteodensitometrie, Dual-Energy-X-Ray-Absorptiometry (DXA)
    - T < O und > - 2,5 SD: Knochendichte im unteren Normbereich, Osteopenie
    - T < - 2,5 SD: Knochendichte erniedrigt, Osteoporose ohne/mit Frakturen
  - röntgenologisch erst Kalziumverlust von 30-50 % zu erkennen
- Sonderformen
  - aggressive regionale Osteoporose
    - metastasenähnliche Demineralisation
  - transiente regionale Osteoporose
    - 40-50
    - nacheinander Befall von Hüfte, Knie, Knöchel und Füßen
    - vollständige Rückbildung in wenigen Monaten
    - Schmerzen gehen Entkalkung um mehrere Wochen voraus
    - Szintigraphie: positiv
    - MR: T1 hypointens, T2/STIR hyperintens

▶ Osteoporotische und metastatische Fraktur

- osteoporotische Fraktur
  - mittlere BWS
  - symmetrische Deck- und Bodenplatteneinbrüche
  - intravertebrales Vakuumphänomen
- metastatische Fraktur
  - inhomogene Wirbelkörperdichte
  - asymmetrische Mitbeteiligung der Wirbelbögen
  - begleitende Weichteilmasse

▶ Rachitis

- verbreiterte Wachstumsfuge
- konkave Becherung der distalen Metaphysen
- rachitischer Rosenkranz
- rachitische Skelettveränderungen auch bei familiärer Hypophosphatämie (Phosphatdiabetes, Vitamin D-resistente Rachitis)

▶ Osteomalazie

- Störung der Mineralisation des Osteoids, wodurch die Ausbildung von reifem spongiösen und kortikalen Knochen behindert wird
- durch Vitamin D-Mangel (Malnutrition, Magenoperationen, Darmoperationen, Gallenwegserkrankungen, Zöliakie, Sprue, Nierenerkrankungen)
- Osteopenie
- Looser-Umbauzonen
- Knochendeformierungen
  - Glockenform des Thorax
  - Kyphoskoliose der Wirbelsäule
  - Kartenherzform des Beckens
- verwaschene Spongiosazeichnung
  - Radiergummi- bzw. Milchglas-Zeichen
- Assoziation mit Knochen- und Weichteiltumoren
  - Knochen- und Weichteilhämangiome
  - Riesenzelltumoren
  - Perizytome
  - maligne Neurinome

▶ Aluminiuminduzierte Osteomalazie (Dialyseosteomalazie)

- Osteoporose
- Rippen- und Wirbelkörperfrakturen
- Osteonekrosen

▶ Morbus Paget

- mittleres und höheres Alter, Männer
- exzessiv gesteigerter abnormer Knochenumbau
- asymptomatisch oder schmerzhaft
- erhöhte alkalische Phosphatase
- monostotisch oder polyostotisch
- Schädel, Wirbelsäule, Becken, Humerus, Femur
- Phasen
  - I (osteolytisch): an Röhrenknochen peripher flammenförmig begrenzt
  - II (osteolytisch-osteosklerotisch): Kompaktaaufblätterung
  - III (osteosklerotisch): Volumenzunahme, weißer Knochen, Verbiegungen

- alle Phasen gleichzeitig in einem Knochen möglich, wobei die Osteolyse den Bereich der Krankheitsprogression markiert
- Leontiasis ossea, Elfenbeinwirbel, basiläre Impression
- KO: pathologische Fraktur, sarkomatöse Entartung, oft Metastasenansiedlung durch starke Vaskularisation der erkrankten Skelettabschnitte
- Szintigraphie: Mehranreicherung vor allem in Phase II und III
- DD: Metastase, Osteodystrophia fibrosa cystica generalisata Recklinghausen (befällt gesamtes Skelett), Hämangiomwirbel

▶ Hyperparathyreoidismus und renale Osteopathie

- gemeinsame Zeichen pHPT und sHPT
  - Osteopenie
  - Kompaktaspleißung
  - subperiostale Knochenresorption an radialseitigen Mittelphalangen
  - Gelenkranderosionen
  - Akroosteolysen
- pHPT
  - 30 % Skelettveränderungen
  - Adenom, Hyperplasie, Karzinom
  - Nierensteine, Skelettveränderungen, Magenulzera
  - Hyperkalzämie, Hypophosphatämie, erhöhte aP, erhöhtes P
  - braune Tumoren (Osteodystrophia fibrosa cystica generalisata Recklinghausen)
  - Looser-Umbauzonen
  - Chondrokalzinose
  - Pepper pot skull
- sHPT
  - immer Skelettveränderungen
  - Niereninsuffizienz, Dialyse, Malabsorption
  - Osteomalazie
  - Weichteil- und Gefäßverkalkungen
  - Rugger jersey spine

▶ Diabetes mellitus

- neurogene Osteoarthropathie
- Arthrosen
- DISH
- Osteoporose

▶ Anämien

- Sichelzellanämie
  - strähnige Osteopenie
  - H-Wirbel
- Thalassämie
  - strähnige Osteopenie
  - Bürstenschädel

▶ Plasmozytom

- 60-70
- erhöhte BSG, Anämie, Paraproteine in Serum/Urin, Plasmazellen im Sternalpunktat
- Formen
  - solitäres Myelom
    - Röhrenknochen
    - zystisch expandierende Läsion (Seifenblasenbild)
    - scharfe Begrenzung
  - multiples Myelom
    - Wirbelsäule, Becken, Schädel, Rippen
    - unterschiedlich große, scharf begrenzte Osteolysen ohne Randsklerose (Stanzdefekte)
    - Ausbiegung der Kortikalis
  - Myelomatose
    - Wirbelsäule
    - strähnig rarefizierte Spongiosa (Osteoporosebild)
    - diffuse Manifestation
- MR
  - normal erscheinendes Knochenmark bei geringer interstitieller Infiltration
  - fokaler Befall
  - diffuser Befall
  - kombiniert fokaler und diffuser Befall
  - Salz und Pfeffer-Muster
- in 3 % sklerosierendes Myelom
- extramedulläres Myelom in Nasopharynx und Lymphknoten
- in 10 % sekundäre Amyloidose
- DD: Metastasen (unscharfe Begrenzung, Destruktion der Kortikalis, asymmetrische Manifestation)

▶ POEMS-Syndrom

- Polyradikulitis, Organomegalie, Endokrinopathie, monoklonales M-Protein, Hautveränderungen
- multiple osteosklerotische Herde

▶ Histiozytosis X (Langerhanszellgranulomatose)

- Kinder und junge Erwachsene
- eosinophiles Granulom
    - Schädel, Mandibula, Wirbelsäule, Rippen
    - Lodwick I-II
    - geographische Osteolyse
    - am Schädel oft röntgendichter Sequester (Button sequestrum) und multiples Auftreten (Landkartenschädel)
    - Vertebra plana
- Hand-Schüller-Christian-Krankheit
- Abt-Letterer-Siwe-Krankheit

▶ Mastozytose

- Urticaria pigmentosa
- fleckige Osteopenie oder fleckige Osteosklerose oder weißer Knochen
- Szintigraphie: positiv

▶ Leukämien

- Osteopenie
- Metaphysenanomalien
- osteolytische Läsionen
- Periostreaktionen
- Osteosklerose

▶ Osteomyelosklerose

- mittleres und höheres Alter
- generalisierte homogene Osteosklerose, an der Wirbelsäule im Bereich der Deck- und Bodenplatten
- Hepatosplenomegalie

▶ Osteonekrose

- durch lokale Unterbrechung der Blutversorgung des Knochens bei Trauma, Diabetes, Steroiden, Alkoholismus, Speicherkrankheiten, Caissonkrankheit, Sichelzellanämie, Kollagenosen, Radiotherapie

- Formen
  - Morbus Perthes: Femurkopf
  - Morbus Ahlbäck: medialer Femurkondylus
  - Morbus Osgood-Schlatter: Tuberositas tibiae
  - Morbus Blount: mediales Tibiaplateau
  - Morbus Köhler I: Os naviculare
  - Morbus Köhler II: Metatarsalköpfchen, Mädchen
  - Morbus Scheuermann: Wirbelkörpergrund- und -deckplatten
  - Morbus Friedrich: mediales unteres Klavikulaende
  - Morbus Panner: Capitulum humeri
  - Morbus Thiemann: Phalangenbasen
  - Morbus Kienböck: Os lunatum
  - Morbus Preiser: Os scaphoideum
- Stadien
  - I: Osteopenie
  - II: Osteosklerose
  - III: Fragmentation
  - IV: Gelenkflächenkollaps
  - V: Sekundärarthrose
- MR
  - I: Knochenmarksödem
  - II: T1 subchondrale Hypointensität, T2 nekroseseitig Hyperintensität (Granulationsgewebe) und nekrosefern Hypointensität (Sklerosezone) (Doppellinien-Zeichen)
  - III: Fragmentation
  - IV: Gelenkflächenkollaps
  - V: Sekundärarthrose

▶ Morbus Perthes

- 3-15, Jungen
- 20 % bilaterales, jedoch nie simultanes Auftreten
- Frühdiagnose
  - Szintigraphie: Aktivitätsausfall im Femurkopf
  - MR: T1 Signalverlust im Femurkopf
- Frühzeichen
  - Weichteilschwellung
  - Lateralisation, Fragmentation, Sklerosierung und Abflachung des Femurkopfs
  - Gelenkerguß

- Spätzeichen
  - Deformierung des Femurkopfs
  - Verkürzung des Femurhalses
  - Coxa vara
  - Gelenkspaltverschmälerung
  - Subluxation

▶ Perthesähnliche Erkrankungen

- Dysplasia epiphysealis capitis femoris (Meyer-Dysplasie)
  - frühes Kindesalter
  - bilaterale, symmetrische, unregelmäßige Ossifikationen der Femurköpfe
  - klinisch Beschwerdefreiheit, radiologisch vollständige Befundnormalisierung
- unbehandelte Hypothyreose

▶ Morbus Scheuermann

- Frühzeichen: segmentale Brustwirbelkyphose, Vakuumphänomen
- Spätzeichen: keilförmige Wirbelkörperdeformierungen, Schmorl-Knötchen, unregelmäßige Abschlußplatten
- MR: Schmorl-Knötchen als zentrale intramedulläre Eindellung der Deckplatte mit vergleichbarer Signalintensität wie das umgebende Bandscheibengewebe auch nach Kontrastmittelgabe

▶ MR-Stadien Morbus Kienböck

- I: T1 hypointens (homogen, diffus), Enhancement
- II: T1 hypointens (inhomogen, geographisch), kein Enhancement
- III: T1 hypointens (Fragmentation, Gelenkflächenkollaps), kein Enhancement
- IV: T1 hypointens (Sekundärarthrose), kein Enhancement des Os lunatum, aber des synovitischen Proliferationsgewebes

▶ Osteochondrosis dissecans

- 20-40
- oft asymptomatisch
- ischämische Nekrose eines gelenkknorpeltragenden Knochenabschnitts
- Condylus medialis femoris, Trochlea tali, Capitulum humeri
- erst Demarkation, dann Dissektion (Gelenkmaus in Mausbett)
- Stadien MR
  - I: subchondrale Signalminderung

- II: Demarkation
- III: Knorpeldefekt, partielle Separation, Zysten
- IV: Knorpeldefekt, komplette Separation, Zysten
- V: freier Gelenkkörper
- zunehmender Signalverlust des Dissekats

▶ Freie Gelenkkörper im Ellenbogengelenk

- Osteochondrosis dissecans
- Morbus Panner
- Trauma
- Arthrose

▶ Knocheninfarkt

- bei Diabetes, Polyglobulie, Steroiden, Morbus Gaucher, Alkoholismus, Sichelzellanämie, Tauchern
- Femur, Tibia, Humerus, metadiaphysär
- fleck- oder girlandenförmige Sklerosen
- MR: Frühstadium (Ödem) T1 signalarm, T2 signalreich; Spätstadium (Verkalkungen, Randsklerosierung) T1/T2 signalarm mit signalfreiem Randsaum; Fettnachweis als differentialdiagnostisches Kriterium gegenüber Enchondrom
- KO: Osteomyelitis, Zystenbildung, Entartung

▶ Abklärung von Knochentumoren

- Röntgenaufnahmen
- Szintigraphie: Multiplizität, Aktivität
- CT: Kortikalisdestruktion, Periostreaktion
- MR: Weichteilinfiltration, Knochenmarksinfiltration
- Kontrastmittel: Vitalität, Biopsiestelle
- Biopsie
  - offen chirurgisch: primäre Knochentumoren, unklare Knochenprozesse
  - perkutan radiologisch: Metastasen, Plasmozytom, malignes Lymphom, entzündliche Prozesse

▶ Lokalisation von Knochentumoren

- epiphysär: Riesenzelltumor, Chondroblastom
- metaphysär: Chondrom, Chondromyxoidfibrom, aneurysmatische Knochenzyste, Osteochondrom, Osteosarkom
- diaphysär: Ewingsarkom, Retikulumzellsarkom

▶ Multiple Knochenprozesse

- benigne
  - fibröse Dysplasie
  - Morbus Ollier
  - Maffucci-Syndrom
  - Morbus Paget
  - eosinophiles Granulom
- maligne
  - Metastasen
  - malignes Lymphom
  - Plasmozytom

▶ Epiphysäre Knochenprozesse

- Riesenzelltumor
- Chondroblastom
- degenerative Geröllzyste
- intraossäres Ganglion
- villonoduläre Synovitis

▶ Exzentrische Knochenprozesse

- Riesenzelltumor
- Chondroblastom
- Osteochondrom
- Adamantinom
- aneurysmatische Knochenzyste
- nichtossifizierendes Knochenfibrom

▶ Benignitätszeichen

- kleine Knochenläsion
- geographische Osteolyse
- sklerotischer Randsaum
- schmale Übergangszone
- solide Periostreaktion
- kein Weichteiltumor
- MR: homogene Signalintensität, langsames Enhancement, wenig Perifokalödem

▶ Osteogene Skelettneoplasien

- Osteom
  - 20-50
  - Schädel, Nasennebenhöhlen, Mandibula
  - scharf begrenzte Sklerose
  - Szintigraphie: negativ
  - Gardner-Syndrom: multiple Osteome, Zahnanomalien, Epidermoidzysten, intestinale Polyposis
- Kompaktainsel (Enostom)
  - 20-50
  - Wirbelkörper, Becken, Hand, Fuß
  - runde, ovale oder längliche Sklerose
  - Spongiosastruktur bis in Skleroseherde zu verfolgen (bei osteosklerotischen Knochenmetastasen nicht)
- Osteoidosteom
  - 20-30, 10 % aller benignen Knochentumoren
  - Tibia, Femur, diaphysär
  - nächtlicher Schmerz mit Linderung nach ASS
  - Lodwick IA
  - Osteosklerose mit zentraler Osteolyse (Nidus)
  - Szintigraphie: Double density-Zeichen (starke Anreicherung Nidus, schwache Anreicherung Sklerose)
  - CT: Nachweis des Nidus
  - MR: T2 Nidus hyperintens, Begleitödem kann aggressiven Tumor vortäuschen
  - KO: Wachstumsbeschleunigung, Rezidiv
- Osteoblastom
  - 10-20, Männer, selten
  - Wirbelsäule
  - Lodwick IB-IC
  - scharf begrenzte Osteolyse mit schwach ausgeprägter Sklerose
  - Szintigraphie: stark positiv
  - DD: aneurysmatische Knochenzyste
- Osteosarkom
  - 20-30, nach Plasmozytom häufigster maligner Knochentumor
  - Kniegegend, metaphysär
  - Lodwick III
  - 50 % gemischt, 30 % osteosklerotisch, 20 % osteolytisch

- unscharfe Begrenzung, Kortikalisdurchbruch, periostale Reaktion (Codman-Dreieck, Spiculae)
- Weichteilkomponente
- pathologische Frakturen
- Metastasen als Skip lesions proximal des Primärtumors, in anderen Knochen, Lunge und Lymphknoten
- selten parossales Osteosarkom
  - ältere Menschen
  - Metaphyse des distalen dorsalen Femurs
  - bessere Prognose

▶ Chondrogene Skelettneoplasien

- Chondrom (Enchondrom, Ekchondrom)
  - 20-30
  - Metakarpalia, Phalangen, diaphysär, metaphysär
  - Lodwick IA-IB
  - scharf begrenzte Osteolyse mit verdünnter und vorgewölbter Kortikalis, Randsklerose, Verkalkungen
  - pathologische Frakturen
  - in kurzen Knochen fast immer benigne, in langen Röhrenknochen Entartungstendenz
  - MR: lobuliertes Bild, Septierungen, bogenförmiges Enhancement
  - DD: Knocheninfarkt
    - Verkalkungen im Randbereich
    - MR: Fett mit Rahmen
  - Morbus Ollier (Enchondromatose): multiple Enchondrome, ungleichmäßige Verteilung
  - Maffucci-Syndrom (Enchondromatose): multiple Enchondrome, kutane Hämangiome
  - Entartungszeichen: Schmerzen, Größenzunahme, Kortikalisdestruktion, Weichteilprozeß
- Chondroblastom
  - 20, selten
  - lange Röhrenknochen, epiphysär, exzentrisch
  - Lodwick IB-IC
  - Osteolyse, Randsklerose
  - fleckige Verkalkungen im Zentrum
- Chondromyxoidfibrom
  - 20
  - Tibia, metaphysär

- Lodwick IB-IC
- Osteolyse, Randsklerose, Septierung
- DD: aneurysmatische Knochenzyste
- Osteochondrom (kartilaginäre Exostose)
  - 20, häufigster benigner Knochentumor
  - lange Röhrenknochen, metaphysär
  - KO: Wachstumsstörung
  - multiple kartilaginäre Exostosen vor allem bei Männern, Entartungshäufigkeit 25 %
  - Knorpelkappendicke > 2 cm suspekt auf Chondrosarkom
- Chondrosarkom
  - 40-70, nach Plasmozytom, Osteosarkom und Ewingsarkom häufigster maligner Knochentumor
  - Becken, proximales Femur, metadiaphysär
  - je rumpfnäher ein knorpelproduzierender Tumor, desto wahrscheinlicher ist ein Chondrosarkom
  - Osteolyse, Matrixverkalkungen, Weichteilausdehnung
  - langsames Wachstum, bei fortschreitendem Wachstum unscharfe Osteolyseränder

▶ Fibröse Skelettneoplasien

- nichtossifizierendes Knochenfibrom (fibröser Kortikalisdefekt)
  - 10-20
  - Kniegegend, metaphysär, exzentrisch
  - Lodwick IA
  - scharf begrenzte Osteolyse, Randsklerose
  - Szintigraphie: negativ
  - spontane Heilung
  - DD: Adamantinom (Erwachsene)
  - Jaffé-Campanacci-Syndrom: nichtossifizierende Knochenfibrome, Café au lait-Flecken
- fibröse Dysplasie
  - 5-15
  - Femur, Tibia, Schädel, Rippen
  - 80 % monostotisch, 20 % polyostotisch
  - Lodwick IA-IC
  - seifenblasenartige Auftreibung
  - milchglasartige Trübung

- Hirtenstabdeformierung Femur
- Albright-McCune-Syndrom: Café au lait-Flecken, Pubertas praecox, polyostotische fibröse Dysplasie

▶ Histiozytäre Skelettneoplasien

- Riesenzelltumor
  - 30-40
  - Kniegegend, epiphysär, exzentrisch
  - Lodwick IB-IC
  - reine Osteolyse, keine Randsklerose
  - Ausdehnung bis zum Gelenk
  - Entartungshäufigkeit 15 %
- malignes fibröses Histiozytom
  - 50
  - Kniegegend, metaphysär
  - Lodwick IC-II
  - aggressive Osteolyse
  - Entstehung auch auf dem Boden von Knocheninfarkten

▶ Andere Skelettneoplasien

- Lipom
  - jedes Alter, selten
  - lange Röhrenknochen, Kalkaneus
  - scharf begrenzte Osteolyse, dünne sklerotische Schale
  - zentral oft kleine Verkalkung (Fettnekrose)
- Hämangiom
  - 30-60
  - Schädel, Wirbelsäule
  - strähnige Strukturauflockerungen, vertikale Verdichtungen
  - pathologische Frakturen
  - selten Hämangiomatose mit multiplem Skelettbefall und Beteiligung viszeraler Organe
  - MR: T1 hyperintens, T2 hyperintens
  - DD: fokale Verfettung in T2 nicht hyperintens
- Glomustumor
  - Fingerspitzen
  - Arrosion der äußersten Knochenrinde ohne Umgebungsreaktion
- Chordom
  - 50-80

- Sakrum, Klivus, Wirbelkörper
  - Osteolyse, lokale Destruktion, Lokalrezidive
  - Intervertebralraum kann überschritten werden
- Adamantinom
  - 20-30, Männer, selten
  - Tibia, diaphysär, exzentrisch
  - Lodwick IA-IC
  - blasige Auftreibung mit Umgebungssklerose
- Ewingsarkom
  - 20, Männer
  - lange Röhrenknochen, Becken, diaphysär
  - unter 20 vor allem Röhrenknochen, über 20 flache Knochen betroffen
  - Lodwick II-III
  - fleckige, permeative Knochendestruktion
  - lamelläre, zwiebelschalenartige Periostverdickung
  - mottenfraßähnliches Bild mit Osteolysen und Osteosklerosen
  - Weichteilkomponente
  - pathologische Frakturen
  - DD: Osteomyelitis

▶ Zystische Prozesse

- intraossäres Ganglion (subchondrale synoviale Zyste)
  - Lodwick IA
  - subchondrale Osteolyse
  - keine Ossifikation
  - keine Arthrosezeichen
- solitäre Knochenzyste
  - 20, Männer
  - Humerus, Femur, metadiaphysär
  - Lodwick IA-IB
  - konzentrische Auftreibung des Knochens
  - Fallen fragment
  - pathologische Frakturen
- Epidermoidzyste
  - 20-40
  - Schädel, Endphalanx
  - scharf begrenzte Osteolyse

- aneurysmatische Knochenzyste
  - 20
  - Wirbelbögen, lange Röhrenknochen, metaphysär, exzentrisch
  - blasige Strukturauslöschung mit zarter eierschalenartiger Periostverknöcherung
  - in der Nähe gehäuft andere Tumoren wie nichtossifizierendes Knochenfibrom, Chondroblastom und Riesenzelltumor
  - MR: zystischer Anteil, Spiegelbildung, Randsaum, solider Anteil
  - DD: Riesenzelltumor (ältere Menschen, keine Zystenkomponente), Chondromyxoidfibrom

▶ Knochenmetastasen

- Humerus, Femur, Schädel, Wirbelsäule, Rippen, Becken
- selten distal des Ellenbogen- oder Kniegelenks
- 75 % aller Knochenmetastasen durch Mamma-, Prostata-, Bronchial-, Schilddrüsen- und Nierenkarzinom
- osteolytisch, osteosklerotisch, gemischt
- häufig pathologische Frakturen
- selten periostale Reaktion oder Weichteilkomponente
- MR
  - T1 hypointens, Enhancement; T2 hyperintens
  - Vorteile im Vergleich zur Szintigraphie
    - höhere Sensitivität
    - exakte anatomische Zuordnung
    - präzise morphologische Abbildung
    - höhere Spezifität
  - DD: Hämatopoesemark (Lokalisation), Hämangiom (T1 hyperintens), Osteoporose (keine Tumorkomponente im Paravertebralraum, keine komplette Signalminderung des Wirbelkörpers, keine Signalintensitätsminderung im Wirbelbogen)

▶ MR Knochentumoren

- hohes T1-Signal
  - fetthaltige Tumoren: Lipom, Liposarkom, Hämangiom
  - methämoglobinhaltige Tumoren: teleangiektatisches Osteosarkom, hämorrhagische Metastasen, maligne Tumoren nach Radiotherapie oder Chemotherapie, arteriovenöse Malformation, melanotische Metastasen
- Flüssigkeitsspiegel
  - aneurysmatische Knochenzyste

- Osteoblastom
- Osteosarkom
- Chondroblastom
- Riesenzelltumor
- Abszeß
- neurovaskuläre Infiltration
  - Nachweis einer intakten perinervalen/perivaskulären Fettlamelle entscheidend
  - Infiltration nicht auszuschließen, wenn Fettlamelle nicht komplett erhalten
  - Infiltration wahrscheinlich, wenn keine Fettlamelle erhalten

▶ MR Knochenmarkserkrankungen

- Rekonvertierung: chronische Anämien, chronische Infektionen, chronische Herzinsuffizienz, Hyperparathyreoidismus, Leistungssport, Rauchen; ferner zunehmendes Hämatopoesemark durch ausgedehnte Infiltration, Verfettung oder Fibrose
- Infiltration: Metastasen, Plasmozytom, Lymphom, Leukämie, Polyzythämie
- Verfettung: aplastische Anämie, Radiotherapie, Chemotherapie
- Fibrosierung: Osteomyelosklerose

▶ Osteopoikilie

- symmetrische, kleine, rundliche, gelenknahe Skleroseherde
- Größenzunahme im Wachstumsalter, Größenabnahme im Erwachsenenalter
- Übergänge zur Osteopathia striata
- Szintigraphie: negativ

▶ Osteopathia striata

- streifige Verdichtungen in den Epiphysen der langen Röhrenknochen
- Assoziation mit Goltz-Gorlin-Syndrom: Hautatrophie, Teleangiektasien, Fettgewebshernien, Augenanomalien

▶ Melorheostose

- wachskerzenartig am Knochen herabfließende Hyperostose
- Assoziation mit Sklerodermie

▶ Hyperostosis triangularis ilii

- Frauen

- uni- oder bilaterale Sklerosierung auf der iliakalen Seite des Iliosakralgelenks

▶ Hypertrophische Osteoarthropathie Marie-Bamberger

- Auftreten vor allem bei pulmonalen (Bronchialkarzinom, Lungenmetastasen, Bronchiektasen) und intestinalen (Morbus Crohn, Colitis ulcerosa, Morbus Whipple) Erkrankungen
- solide, zwiebelschalenartige oder spikuläre Periostverknöcherungen an den Diaphysen langer Röhrenknochen, meist bilateral-symmetrisch

▶ Periostale Verknöcherungen bei variköse Symptomenkomplex

- variköser Symptomenkomplex, Ulcus cruris
- solide oder zwiebelschalenartige Periostverknöcherungen an der Tibia

▶ Abklärung von Skelettdysplasien

- Wirbelsäule seitlich
- Becken ap
- Hand dv
- evtl. obere/untere Extremität ap

▶ Achondroplasie

- angeborene Störung der enchondralen Ossifikation
- dysproportionierter Zwergwuchs mit kurzen Gliedmaßen und normalem Stammskelett

▶ Osteogenesis imperfecta

- vier Hauptgruppen mit Untergruppen
- Osteoporose, Kortikalisverschmälerung, Knochendeformitäten, Frakturen, Schädelschaltknochen

▶ Osteolysen in der Schädelkalotte im Kindesalter

- Osteomyelitis
- Histiozytose
- Epidermoid
- Neuroblastommetastasen
- Leukämieinfiltrate

▶ Floating teeth

- Histiozytose

- Burkitt-Lymphom
- Leukämie

▶ Osteopetrose

- frühmanifeste Form (Marmorknochenkrankheit)
  - generalisierte Verdichtung und Verdickung des gesamten Skeletts (außer Unterkiefer)
  - Markräume nicht mehr abgrenzbar
  - Knochen in Knochen-Bildungen
- spätmanifeste Form (Albers-Schönberg-Krankheit)
  - weniger ausgeprägte und mit Latenz auftretende Veränderungen
- KO: Frakturen

▶ Diaphysäre Dysplasie Camurati-Engelmann

- Kleinkinder
- symmetrische spindelförmige Kortikalisverbreiterung der langen Röhrenknochen
- DD: endostale Hyperostose van Buchem

▶ Mukopolysaccharidosen

- generalisierte Osteoporose
- oval oder hakenförmig konfigurierte Wirbelkörper
- abnorme Beckenform

▶ Morbus Gaucher

- Hyperpigmentierungen, Hepatosplenomegalie
- Erlenmeyerkolbendeformität der Röhrenknochen

▶ Lipoatrophischer Diabetes mellitus

- Fehlen von Fettgewebe
- Diabetes mellitus, Hirsutismus, Totenkopf-Facies, Gigantismus, Acanthosis nigricans
- kongenitale Form: vorzeitiger Epiphysenfugenschluß, epimetaphysäre Sklerosen
- akquirierte Form: Knochendichteerhöhung, Kompaktaverdichtung

▶ Pankreatische Skelettveränderungen

- durch Pankreatitiden
- kleine Osteolysen mit begleitenden Periostverknöcherungen wie bei Osteomyelitis
- Knocheninfarkte, Knochennekrosen

9. Gehirn, Rückenmark

9. Gehirn, Rückenmark

Anatomie

▶ MR Hypophyse

- MR: T1 Adenohypophyse mittlere, Neurohypophyse hohe Signalintensität
- Höhe bis 8 mm (bei Frauen im gebärfähigen Alter bis 10 mm, vor und nach der Geburt bis 12 mm)

▶ MR Wirbelsäule

- T1/T2 Spongiosa leicht hyperintens, im Alter durch Ersatz des Knochenmarks durch Fettgewebe zunehmende Signalintensität
- T1/T2 Kortikalis hypointens
- T1 Nucleus pulposus hypointens, T2 hyperintens, im Alter durch Dehydratation abnehmende Signalintensität; T1/T2 Anulus fibrosus hypointens
- T1 Gelenkspalt hypointens, T2 hyperintens
- T1/T2 epidurales Fettgewebe hyperintens
- Nervenwurzel, Ganglion, Spinalnerv
- V. basivertebralis

Pathologie

▶ Fehlbildungen und Entwicklungsstörungen

- Zephalozele
  - Meningozele, Enzephalozele, Meningoenzephalozele
- Balkenmangel
  - Assoziation mit Lipomen
- Arnold-Chiari-Malformation
  - I: Herniation der Kleinhirntonsillen in das Foramen magnum um mehr als 5 mm
  - II: Dislokation des kaudalen Kleinhirns, des IV. Ventrikels und der Medulla oblongata in den kranialen Zervikalkanal, spinale Myelomeningozelen, Syringohydromyelie, Hydrozephalus, ossäre Malformationen
  - III: Typ II in Kombination mit einer okzipitalen Zephalozele
- Dandy-Walker-Malformation
  - hypoplastischer Kleinhirnwurm, ballonierter IV. Ventrikel, Tentoriumhochstand, Hydrozephalus

- Heterotopie
  - graue Substanz an atypischen Lokalisationen durch gestörte Migration
- Lissenzephalie
  - Agyrie, Pachygyrie, Mikrokranie
- Arachnoidalzyste
  - arachnoidale Flüssigkeitsansammlung in der mittleren Schädelgrube
  - Deformierung der Schädelkalotte, Pneumatosinus dilatans, Rostralverlagerung der Keilbeinflügel
  - meist keine klinische Relevanz
- Empty sella
  - Herniation des suprasellären Subarachnoidalraums durch das Diaphragma sellae nach intrasellär
  - durch Verlagerung der Sehnervenkreuzung Visusminderung und Gesichtsfeldeinschränkung möglich
  - DD: suprasselläre Arachnoidalzyste

▶ MR Epilepsie

- Ammonshornsklerose
  - T1 Atrophie des Hippokampus, T2 Signalanhebung im Hippokampus
- gutartige Gehirntumoren und glioneuronale Hamartien
  - 40 % Gangliogliome, 30 % Astrozytome, 15 % Oligodendrogliome; 80 % temporal
  - kortikale Dysplasien
- Migrations- und Gyrierungsstörungen
  - Heterotopien
  - Lissenzephalie, Pachygyrie, Polymikrogyrie, Schizenzephalie
- vaskuläre Läsionen und posttraumatische Epilepsien
  - Kavernome
  - Kontusionen

▶ Tumoren des Zentralnervensystems

- 10 % aller Tumoren
- 85 % intrakraniell, 15 % intraspinal
- 40 % Metastasen, 35 % Gliome, 15 % Meningeome, 5 % Akustikusneurinome, 5 % Hypophysenadenome
- meist supratentoriell bei Erwachsenen, infratentoriell bei Kindern
- extraaxial meist benigne, intraaxial meist maligne

▶ Gehirntumoren nach Lokalisation

- intraaxial supratentoriell
  - Astrozytom, Oligodendrogliom, Glioblastom, Lymphom, Metastase
- extraaxial supratentoriell
  - Meningeom
- intraaxial infratentoriell
  - Kleinhirn
    - Astrozytom, Medulloblastom, Hämangioblastom, Metastase
  - Hirnstamm
    - Astrozytom, Glioblastom
- extraaxial infratentoriell
  - Kleinhirnbrückenwinkel
    - Akustikusneurinom, Meningeom, Epidermoid, Arachnoidalzyste
  - Foramen jugulare
    - Glomustumor
  - Klivus
    - Chordom, Chondrom, Chondrosarkom
  - Foramen magnum
    - Meningeom, Neurofibrom
- Sella
  - Hypophysenadenom, Kraniopharyngeom, Meningeom, Rathke-Tasche
- Corpus callosum
  - Astrozytom, Glioblastom, Lymphom
- Corpus pineale
  - Pinealom, Teratom, Germinom, Gliom
- Ventrikel
  - Ependymom, Plexuspapillom, Epidermoid, Kolloidzyste

▶ Gehirntumoren nach Alter

- bis 2 Jahre
  - Astrozytom, PNET, Teratom
- ältere Kinder, Jugendliche
  - supratentoriell: Astrozytom, Oligodendrogliom, PNET, Kraniopharyngeom, Pinealistumoren
  - infratentoriell: Astrozytom, Medulloblastom, PNET

- Erwachsene
  - supratentoriell: Astrozytom, Oligodendrogliom, Meningeom, Hypophysenadenom
  - infratentoriell: Akustikusneurinom, Meningeom, Epidermoid, Hämangioblastom

▶ MR Gehirntumoren

- Tumoren: T1 hypointens, T2 hyperintens
- Melanin, hoher Eiweißgehalt, subakute Blutung, Fett: T1 hyperintens
- Eisen, Melanin, Kalzifikationen, chronische Blutung, hohe Zelldichte, kollagenreiches Stroma: T2 hypointens
- Malignitätskriterien
  - unscharfer Tumorrand
  - Tumornekrose
  - Tumorneovaskularisation
  - Tumorpleomorphie
  - destruierte Knochenstrukturen

▶ Verkalkungen in Gehirntumoren

- Oligodendrogliom
- Kraniopharyngeom
- Ependymom
- Plexuspapillom
- Meningeom
- Teratom
- Chordom
- Chondrom

▶ Astrozytom

- I (pilozytisches Astrozytom)
  - Kleinhirn, Chiasma opticum
  - häufig Zysten, kein Perifokalödem, starkes Enhancement
  - DD: Hämangioblastom
- II
  - frontal, temporal
  - keine Nekrosen, wenig Perifokalödem, kein Enhancement
  - DD: Infarkt
- III
  - frontotemporal, parietal

- unscharfe Begrenzung, deutliches Perifokalödem, inhomogenes Enhancement
- IV (Glioblastoma multiforme)
  - Marklager, Balken
  - Multizentrizität möglich
  - unscharfe Begrenzung, erhebliches Perifokalödem, girlandenförmiges Enhancement, Raumforderungszeichen, Nekrosen, Blutungen
  - 1 % multizentrisch; bei besonders ausgeprägten Formen eines diffusen Wachstums Gliomatosis cerebri
  - DD: Abszeß, Metastase

▶ Oligodendrogliom

- meistens Verkalkungen
- 50 % der Oligodendrogliome enthalten Anteile von Astrozytomen (Mischgliome)

▶ Meningeom

- Frauen
- am häufigsten Konvexität, ferner Falx cerebri, Tuberculum sellae, Tentorium cerebelli, Keilbeinflügel, Olfaktoriusrinne, Kleinhirnbrückenwinkel
- scharfe Begrenzung, häufig Perifokalödem, starkes Enhancement, intratumorale Verkalkungen
- expansives Wachstum, keine Infiltration
- meningeales Enhancement
- bei Keilbeinflügelmeningeomen häufig tapetenartiges (en plaque) oder intraossäres Wachstum (Hyperostosis)
- DD des Olfaktoriusmeningeoms: Ästhesioneuroblastom
- DD des Felsenbeinmeningeoms: Akustikusneurinom

▶ Kolloidzyste

- ventraler Anteil des III. Ventrikels, Fornixregion
- CT: hyperdense Raumforderung

▶ Hämangioblastom

- am häufigsten Kleinhirn
- große raumfordernde Zyste mit randständig kontrastmittelanreicherndem Tumoranteil
- DD: pilozytisches Astrozytom, Gangliogliom, pleomorphes Xanthoastrozytom

▶ Epidermoid

- Kleinhirnbrückenwinkel, Nachbarschaft des Sinus cavernosus, Sellaregion
- CT/MR: liquorisodense bzw. -isointense Darstellung, kein Enhancement

▶ Hypophysenadenom

- Mikroadenome (< 1 cm): meist hormonell aktiv (Prolaktin, Wachstumshormon, ACTH)
- Makroadenome (> 1 cm): meist hormonell inaktiv, oft bitemporale Hemianopsie
- Einblutung möglich (Hypophysenapoplex)
- MR: verzögertes Enhancement und langsameres Washout der Adenome gegenüber dem normalen Hypophysengewebe (Kontrastmitteldynamik)
- Ballonierung der Sella, Arrosion des Sellabodens, Verlagerung des Hypophysenstiels, Kompression der Sehnervenkreuzung

▶ Kraniopharyngeom

- meist kombiniert intra- und supraselläre Lokalisation
- CT: buntes Bild mit hypo- (Zysten), iso- (Tumor) und hyperdensen (Verkalkungen) Anteilen
- Enhancement nur der Tumoranteile

▶ Gehirntumoren bei Phakomatosen

- Neurofibromatose I (90 %): Astrozytome, Neurofibrome
- Neurofibromatose II (10 %): Meningeome, Akustikusneurinome
- tuberöse Sklerose: verkalkte Hamartome, Riesenzellastrozytome
- von Hippel-Lindau-Syndrom: Hämangioblastome
- Sturge-Weber-Syndrom: Gefäßmalformationen

▶ Metastasen

- Bronchialkarzinom, Mammakarzinom, gastrointestinale Karzinome, Nierenkarzinom, Melanom
- Hirnmetastasierung, Kalottenmetastasierung, leptomeningeale Metastasierung, pachymeningeale Metastasierung
- kleine Raumforderungen mit großem Ödem
- scharfe Begrenzung, multiples Auftreten, bekannter Primärtumor
- homogenes, inhomogenes, noduläres oder zirkuläres Enhancement
- Nekrosen, Blutungen
- MR: in T2 bei Gastrointestinaltumoren oft signalarm, in T1 bei Melanomen oft signalreich (Ausnahmen)

- DD: Abszesse, Tuberkulose, Sarkoidose, Toxoplasmose, Zystizerkose

▶ Postoperative Kontrolle

- Enhancement postoperativ vom 3. Tag bis zum 4. Monat vieldeutig und irreführend (Kontrastmittelaufnahme durch Granulationsgewebe am Operationsrand)
- intraaxiale Tumoren: erste Kontrolle unmittelbar postoperativ
- extraaxiale Tumoren: erste Kontrolle nach 6 Monaten, wenn die meningeale Reaktion abgeklungen ist
- PET

▶ Präoperative Devaskularisation gefäßreicher Tumoren

- Meningeome, juvenile Nasenrachenfibrome, Glomustumoren
- Partikel, Flüssigembolisate

▶ Schlaganfall

- 80 % Ischämie: Gefäßverschluß, Embolie
- 15 % Blutung: Hypertonie, Gefäßmalformation, Antikoagulantien, Amyloidangiopathie
- 5 % Subarachnoidalblutung: Aneurysma, Gefäßmalformation

▶ Ischämie

- Symptome
  - A. cerebri anterior: beinbetonte Hemiparese, Harninkontinenz
  - A. cerebri media: brachiofaziale Hemiparese, Aphasie bei Befall der dominanten Hemisphäre
  - A. cerebri posterior: kontralaterale Hemihypästhesie, Hemianopsie
- Lokalisation
  - mikroangiopathisch bedingter Infarkt
    - lakunärer Infarkt
    - subkortikale arteriosklerotische Enzephalopathie:
    - perivaskuläre Demyelinisierung und verstärkte Gliose durch langjährige Hypertonie
    - Sonderform: CADASIL (Cerebral autosomal dominant arteriopathy with subcortical infarcts and leucoencephalopathy) bei wesentlich jüngeren Patienten ohne typische Risikofaktoren
  - hämodynamisch bedingter Infarkt
    - Endstrominfarkt (letzte Wiese)
    - Grenzzoneninfarkt (Wasserscheide)

- thromboembolisch bedingter Infarkt
  - Territorialinfarkt:
  - A. cerebri anterior, A. cerebri media, A. cerebri posterior
  - Aa. lenticulostriatae
  - AICA, PICA, SUCA
- Diagnostik
  - akute Phase
    - CT: Frühzeichen (verstrichene Rindenfurchen, dichtegeminderte Stammganglien, fehlende Mark-Rinden-Differenzierbarkeit, hyperdense Media, hyperdense Basilaris) ab 2 h, Demarkation ab 6-12 h
    - CTA/MRA: Nachweis von Verschlüssen der Hirnarterien
    - MR: T2 unscharf begrenzt, hyperintens, schwach raumfordernd; früh intravaskuläres, ab 12 h meningeales Enhancement
    - Identifikation von Ischämiezonen mit diffusionsgewichteten Sequenzen (DWI) nach wenigen Minuten: hohe Signalintensität durch geringe Diffusionsbewegung der Wasserprotonen im Infarktödem
    - DWI nicht spezifisch, gleiches Bild bei Blutung und Enzephalitis möglich
    - perfusionsgewichtete Sequenzen (PWI): unmittelbar nach Gadoliniumgabe (First pass) deutliche Signalabsenkung des perfundierten Hirngewebes bei persistierend hoher Signalintensität in den nicht perfundierten Infarktarealen
    - Areale mit Veränderungen in DWI sind nekrotisches Gewebe; Areale mit Veränderungen in PWI, aber nicht in DWI sind infarktgefährdete Penumbra (Tissue at risk)
  - subakute Phase
    - MR: T2 scharf begrenzt, hyperintens, raumfordernd; ab 3. Tag fleckiges, ab 6. Tag kräftiges Enhancement; T1 petechiale Einblutungen mit Signalanhebungen durch Methämoglobin
  - chronische Phase
    - MR: T2 sehr scharf begrenzt, liquorintens, nicht raumfordernd; kein Enhancement; benachbarte Sulci und Ventrikel erweitert
  - Enhancement des Infarkts vom 3. Tag bis zur 6. Woche durch gestörte Blut-Hirn-Schranke und/oder reaktive Luxusperfusion
  - in 25 % hämorrhagische Infarkttransformation nach 2-3 Wochen mit maskiertem Infarktareal (Fogging-Effekt)
- Therapie
  - MR Indikationen für lokale/systemische Fibrinolyse
    - wenn erstens ein Perfusionsdefizit besteht und
    - wenn zweitens das Perfusionsdefizit größer als das Diffusionsdefizit ist

- Kontraindikationen für lokale/systemische Fibrinolyse
  - Überschreiten des therapeutischen Fensters von 6 bzw. 3 h
  - INR > 1,7 (Quick < 45 %)
  - Thrombozyten < 100000/ml
  - CT:
  - Blutung
  - Tumor
  - Infarkt > 33 % des Mediaterritoriums
  - schwere SAE
- Vorgehen bei lokaler intraarterieller Fibrinolyse
  - Plazierung der Mikrokatheterspitze (2 F) in den Thrombus
  - maximal 1250000 IE Urokinase oder 80 mg rt-PA über längstens 2 h
  - Abbruch der Infusion nach erreichter Rekanalisation
  - intravenöse Vollheparinisierung nach PTT
  - regelmäßige Angiographiekontrolle
- Alternative: systemische Fibrinolyse (gleiche Dosis intravenös über gleiche Zeit) bei dopplersonographischem Nachweis des intrakraniellen Gefäßverschlusses

▶ Vaskulitis

- Kopfschmerzen, Enzephalopathie, fokale Defizite, epileptische Anfälle
- MR: multiple kleine, teilweise kontrastmittelaffine Läsionen
- Angio/MRA: multiple Kalibersprünge der intrakraniellen Arterien, kein arteriosklerotisches Profil der extrakraniellen Arterien
- DS: Hirnhaut- und Hirnparenchymbiopsie

▶ Blutung

- durch Hypertonie, Alkoholismus, Amyloidangiopathie, Antikoagulantien, Aneurysma, Tumor, Drogenabusus
- in grober Regel bei jungen Patienten am ehesten Aneurysma (rindennahe Marklagerblutung), bei älteren Patienten Hypertonie (Stammganglienblutung), bei alten Patienten Amyloidangiopathie (Lappenblutung)
- CT
  - akut: hyperdens, raumfordernd, perifokales Ödem, unterschiedlich hyperdense Areale bei zweizeitiger Blutung
  - subakut: isodens, ringförmiges Enhancement
  - chronisch: hypodens, nicht raumfordernd

- MR
  - initial
    - Oxyhämoglobin, bis 24 h
    - T1 isointens, T2 hyperintens
  - akut
    - Deoxyhämoglobin, bis 3. Tag
    - T1 isointens, T2 hypointens
  - früh subakut
    - intrazelluläres Methämoglobin, ab 3. Tag
    - T1 hyperintens, T2 hypointens
  - spät subakut
    - extrazelluläres Methämoglobin, ab 7. Tag
    - T1 hyperintens, T2 hyperintens
  - chronisch
    - Hämosiderin und Ferritin, ab 1.-3. Monat
    - T1 isointens, T2 hypointens

▶ Subarachnoidalblutung

- durch Aneurysma, arteriovenöse Malformation, Trauma
- Schweregrad nach Hunt und Hess
  - I: leichte Kopfschmerzen, leichter Meningismus
  - II: schwere Kopfschmerzen, schwerer Meningismus, Hirnnervenparesen
  - III: Somnolenz, Verwirrtheit, Herdsymptome
  - IV: Sopor, Hemiparese, Streckphänomene
  - V: Koma
- CT: Hyperdensität in den basalen Subarachnoidalräumen und Zisternen
- bei klinischem Verdacht und negativem CT Liquorpunktion
- bei Angiographie ohne jeden pathologischen Befund und Subarachnoidalblutung nur in perimesenzephale Zisternen venöse Blutungsquelle wahrscheinlich, ansonsten Reangiographie und MR zur weiteren Abklärung
- in 20 % der Subarachnoidalblutungen selbst bei Reangiographie keine Blutungsquelle nachweisbar

▶ Aneurysmen

- kongenitale Lücke der Tunica media > Arteriosklerose, Hypertonie, Nikotin > Aneurysma
- 98 % sackförmig, 2 % fusiform; 10-20 % multipel

- Lokalisation
  - A. communicans anterior
  - Mediabifurkation
  - A. communicans posterior
  - Karotissiphon
  - A. chorioidea anterior
  - Basilariskopf
  - Abgang A. ophthalmica
- Subarachnoidalblutung
- Rezidivblutung meist in den ersten Wochen nach der Erstblutung, Maximum 10. Tag, 50 % der Rezidivblutungen in den ersten 6 Monaten nach der Erstblutung
- Vasospasmus vom 3. Tag bis zur 3. Woche, 30 % ischämische Insulte
- Hydrocephalus occlusivus oder malresorptivus
- DS: Viergefäßangiographie (vor der Spasmusphase), MR (bei thrombosierten Aneurysmen)
- Aufgaben der Angiographie: Identifizierung Ursprungsgefäß, Darstellung Aneurysmahals, Lagebeziehung Aneurysma, Morphologie Aneurysma, Nachweis Zweitaneurysma
- Einschränkungen der MRA: sehr kleine Aneurysmen, thrombosierte Aneurysmen, sehr langsamer Fluß
- DD: Aneurysma/infundibulärer Abgang der A. communicans posterior
- Therapie: Operation, Coiling

▶ Gefäßmalformationen

- arteriovenöse Angiome
  - pialer Typ
    - dilatierte zuführende Arterie, arteriovenöses Konvolut (Nidus), dilatierte drainierende Venen
    - Stealphänomene bei benachbarten Gefäßterritorien
    - Kopfschmerzen, Blutung
    - MR: T1/T2 knäuelförmiges Flow void; T2 hyperintense Herde durch Ischämie und Gliose, hypointense Herde durch Hämosiderin; perifokale Hirnatrophie
    - DS: Angiographie
  - duraler Typ
    - Fistel zwischen duralen Arterien und venösen Sinus bzw. kortikalen Venen
    - Kopfschmerzen, pulssynchrone Geräusche, Hirnnervenlähmungen
    - DS: Angiographie

- kavernöse Angiome
  - venöse zerebrale Malformation aus dilatierten sinusoidalen Räumen
  - KO: Blutung
- venöse Angiome
  - breite Drainagevene mit venösen Zuflüssen
  - meist Zufallsbefund ohne klinische Relevanz
- kapilläre Teleangiektasien
  - am häufigsten pontin
  - MR: T2 signalarme Hämosiderinablagerungen durch regionale Einblutungen

▶ Karotis-Sinus cavernosus-Fistel

- durch traumatische Lazeration der A. carotis interna in ihrem Verlauf durch den Sinus cavernosus
- Drainage des Blutes vor allem über V. ophthalmica superior
- pulsierender Exophthalmus
- MR: dilatierte ipsilaterale V. ophthalmica superior, dilatierter ipsilateraler Sinus cavernosus
- DS: Angiographie

▶ Moya-Moya-Erkrankung

- progressive Stenosierung und Okkludierung der distalen A. carotis interna und der proximalen A. cerebri anterior und media
- angiographisch nebelartiger Kollateralkreislauf über lentikulostriatale, leptomeningeale und piale Gefäße
- Subarachnoidalblutung, Infarkt

▶ Hirnvenen- und Sinusvenenthrombose

- Ursachen
  - lokal
    - extradurale Infektion: Halsinfektionen, Osteomyelitis, Mastoiditis
    - intradurale Infektion: Meningitis, Abszeß, Empyem
    - Trauma
    - Neoplasma
  - systemisch
    - Dehydrierung
    - Herzvitien
    - Hyperkoagulopathie
- Frühdiagnose für Prognose entscheidend
- CT: Sinus hyperdens, kein Enhancement (Empty triangle-Zeichen)

- MR
  - akute Phase: T1 hyperintens, T2 hypointens
  - subakute Phase: T1 hyperintens, T2 hyperintens; GE im Gegensatz zum Normalbefund Signalauslöschung in Venen
  - chronische Phase: T1 isointens, T2 hyperintens
  - kein Enhancement (Empty triangle-Zeichen)
- Begleitbefunde
  - Hirnödem
  - Erweiterung der Kollateralvenen und der inneren Hirnvenen (tentorielles und interhemisphärisches Enhancement)
  - Stauungsblutungen bzw. -ischämien in Hirnrinde und subkortikalem Marklager
  - Ventrikelkompression
- widersprüchliche Befunde bei partieller Rekanalisation kürzerer Gefäßabschnitte, Bewegungsartefakten, kurzstreckiger Thrombose kortikaler Venen
- DS: MRA, Angiographie

▶ Epiduralhämatom

- zwischen Tabula interna und Dura
- schnell intrakranielle Druckerhöhung
- A. meningea media
- beschränkt zwischen Suturen
- temporoparietale Region
- bikonvex

▶ Subduralhämatom

- zwischen Dura und Arachnoidea
- langsam intrakranielle Druckerhöhung
- Brückenvenen
- nicht beschränkt zwischen Suturen
- laterale Konvexität
- bikonkav
- CT: Nachweis des isodensen Subduralhämatoms
  - verstrichene ipsilaterale Sulci
  - komprimierte ipsilaterale Ventrikel
  - Mittellinienverlagerung
  - Kontrastmittelanreicherung

- MR
  - DD: flächiges Meningeom, neoplastische und inflammatorische Infiltration der Meningen und des Subduralraums, subdurales Empyem

▶ Hirnkontusion

- Typ I: fokales traumatisches Ödem
- Typ II: fokale Kontusionsblutung
- Typ III: multifokale Kontusionsblutungen
- Typ IV: diffuses traumatisches Ödem

▶ Hirneinklemmung

- transfalxial
- transtentoriell
- im Foramen magnum

▶ Traumafolgen

- Pneumatozele
- Substanzdefekt
- Zyste
- Infektion
  - Meningitis, Empyem, Enzephalitis, Abszeß, Pyozephalus
- Infarkt
- Atrophie
- Hydrozephalus

▶ Hydrozephalus

- Hydrocephalus e vacuo
  - durch Hirnatrophie, Hirninfarkt
  - generalisierte oder fokale Erweiterung der Ventrikel
- Hydrocephalus occlusivus
  - durch Fehlbildung, Blutung, Infektion, Tumor
  - Erweiterung der Ventrikel proximal der Obstruktionsstelle
  - Liquordiapedese
- Hydrocephalus malresorptivus (communicans)
  - durch Liquorabflußbehinderung
  - Normaldruckhydrozephalus
  - Demenz, Gangstörung, Inkontinenz
  - weite innere bei schmalen äußeren Liquorräumen

▶ Generalisierte Hirnatrophie

- Hirnvolumenminderung, Ventrikelerweiterung
- MR: T2
    - periventrikuläre kappenförmige Hyperintensitäten durch Störung des ependymalen Zellwalls mit subependymaler Gliose und Myelinverlust
    - medulläre punktförmige Hyperintensitäten durch perivaskulären Myelinverlust
    - große konfluierende Hyperintensitäten durch ischämische Gewebeschädigung

▶ Fokale Hirnatrophie

- Trauma
- Blutung
- Infarkt
- Entzündung
- Radiotherapie

▶ Zerebelläre Hirnatrophie

- Morbus Alzheimer
- Alkoholabusus
- Phenytoinintoxikation
- Hypothyreose
- olivopontozerebelläre Degeneration

▶ Morbus Alzheimer

- frontal, temporal und hippokampal betonte Hirnatrophie
- betonte Temporalhörner, Sylvische Fissuren und perimesenzephale Zisternen
- MR: T2 Hyperintensitäten im medialen Temporallappen, insbesondere im Hippokampus
- Protonen-MRS: Abnahme N-Acetyl-Aspartat, Zunahme Myoinositol
- Phosphor-MRS: Abnahme Phosphodiester, Zunahme Phosphomonoester

▶ Vaskuläre Demenz

- generalisierte hirnatrophische Veränderungen
- ausgeprägte vaskuläre Läsionen
- Protonen-MRS: zunächst Zunahme Lactat, dann starke Abnahme Lactat und N-Acetyl-Aspartat
- Phosphor-MRS: Abnahme Phosphokreatinin und Adenosintriphosphat

▶ Morbus Wilson

- MR: T2 Hyperintensitäten in Basalganglien, Tectum mesencephali, Pons und Nucleus dentatus

▶ Morbus Huntington

- Atrophie des Kaudatuskopfs mit aufgehobener Taillierung des Vorderhorns

▶ Morbus Hallervorden-Spatz

- MR: T2 in den inneren Segmenten des Globus pallidus Hyperintensitäten, in den äußeren Segmenten fast vollständiger Signalverlust (Tigeraugen-Zeichen)

▶ Morbus Parkinson

- MR: T2 Hypointensitäten im Putamen und in der Pars compacta der Substantia nigra
- in chronischen Fällen generalisierte Hirnatrophie

▶ Wernicke-Enzephalopathie

- atrophische Corpora mamillaria
- Hirnvolumenminderung
- alkoholtoxische vaskuläre Enzephalopathie
- MR: T2 Hyperintensitäten im Bereich III. Ventrikel, Corpora mamillaria und Aquädukt

▶ Amyotrophische Lateralsklerose

- MR: T2 Hyperintensitäten entlang der Pyramidenbahnen (vor allem im Bereich Capsula interna und Pedunculi cerebri), Hypointensitäten im motorischen Kortex

▶ Multiple Sklerose

- 20-40, Frauen
- Remissionen und Exazerbationen neurologischer Ausfälle (Paresen, Parästhesien, Visusstörungen, Diplopie)
- periventrikulär, Corpus callosum, kortikosubkortikal
- MR
  - akutes Entzündungsstadium
    - T2 hyperintens
    - T1 Enhancement
  - Reparations-Remyelinisationsstadium
  - Gliosestadium

- chronisches Defektstadium
  - T2 hyperintens
  - T1 hypointens, kein Enhancement
- DS: Gesamtbild aus Klinik, Elektrophysiologie, Liquor und MR

▶ Akute disseminierte Enzephalomyelitis

- monophasische Erkrankung im Anschluß an eine virale Infektion
- meistens Kinder und Jugendliche
- MR: T2 multifokale subkortikale Hyperintensitäten mit unregelmäßiger asymmetrischer Verteilung, Enhancement abhängig von Aktivität; Befall auch von Hirnstamm und Kleinhirn

▶ Zentrale pontine Myelinolyse

- durch schnelle Korrektur einer Hyponatriämie
- Nekrose der zentralen Abschnitte des Pons

▶ Angeborene Erkrankungen der weißen Substanz (Leukodystrophien)

- Adrenoleukodystrophie
  - Nebennierendysfunktion
  - Befall des Okzipitallappens, gelegentlich Enhancement
- metachromatische Leukodystrophie
  - Polyneuropathie
  - Befall auch des Kleinhirns
- Morbus Alexander
  - Makrozephalus
  - Befall des Frontallappens, gelegentlich Enhancement
- Morbus Canavan
  - Makrozephalus
  - diffuser Befall des gesamten Marklagers, pathognomonische MR-Spektroskopie
- Pelizaeus-Merzbacher-Krankheit
  - Nystagmus
  - diffuser Befall des gesamten Marklagers
- Phenylketonurie
  - Neugeborenenscreening
  - Korrelation mit Diät

▶ Krankheits- und Behandlungsfolgen

- Radiotherapie

- Chemotherapie
- Intoxikation
- alkoholische Enzephalopathie
- hepatische Enzephalopathie
- hypertone Enzephalopathie

▶ Multifokale Marklagerläsionen

- multiple Sklerose
- lakunäre Infarkte
- vaskuläre Demyelinisierung
- gliöse Narben
- perivaskuläre Virchow-Robin-Räume
  - Commissura anterior, Basalganglien, Centrum semiovale

▶ Bakterielle Infektionen

- bakterielle Meningitis
  - Leptomeningitis (Pia, Arachnoidea) oder Pachymeningitis (Dura)
  - hämatogen oder per continuitatem (Sinusitis, Mastoiditis, Otitis media, Liquorfistel, Osteomyelitis)
  - Enhancement der Meningen oder Normalbefund
  - Suche nach Fokus
  - DD: Meningeosis carcinomatosa
  - KO: Hygrom, Abszeß, Empyem, Ventrikulitis, Hydrozephalus, Hirnödem, Infarkt, Sinusvenenthrombose
- Abszeß
  - oft bei Immunsuppression, Drogenabusus, Vitien
  - CT: hypodense Raumforderung mit ringförmigem Enhancement, im Frühstadium unregelmäßig, im Spätstadium regelmäßig begrenzt
- Empyem
  - epidurales Empyem bikonvex, subdurales bikonkav
  - nach einer Woche an der medialen Begrenzung des Empyems Enhancement

▶ Andere fokale Enzephalitiden

- Tuberkulose
- Sarkoidose
- Toxoplasmose
- Zystizerkose

- Echinokokkose
- Aspergillose

▶ Virale Infektionen

- Herpes-simplex-Enzephalitis
  - Herpes-simplex-Virus
  - MR: T2 Hyperintensitäten in Temporallappen, Inselrinde, frontobasalem Kortex und limbischem System; Enhancement, Hämorrhagien
- subakut sklerosierende Panenzephalitis
  - Masernvirus
  - MR: T2 Hyperintensitäten in Marklager, Stammganglien und Kortex; Hirnatrophie
- progressive multifokale Leukenzephalopathie
  - Papovavirus
  - MR: T2 bilaterale konfluierende Hyperintensitäten in Marklager, Hirnstamm und Pons

▶ AIDS des Zentralnervensystems

- HIV-Enzephalopathie
  - MR: T1 Atrophie des Kortex; T2 symmetrische, flächige, konfluierende Hyperintensitäten im Marklager
- opportunistische Infektionen
  - häufig Toxoplasmose
    - ringförmig anreichernde Läsionen mit deutlichem perifokalen Ödem
    - DD: Lymphom
  - seltener Tuberkulose, Kryptokokkose, Kandidose, Nokardiose, Aspergillose, Zytomegalie
- Neoplasmen
  - Lymphome
    - CT: hyperdense Raumforderung, periventrikuläre Lage, geringes Perifokalödem, homogenes Enhancement
    - MR: T1 hypointens, T2 isointens oder leicht hypo- bzw. hyperintens
    - subependymale, meningeale und intraokuläre Ausbreitung
    - Größenabnahme unter Steroidgabe macht Lymphom zwar wahrscheinlich, beweist es aber nicht
    - DS: Biopsie

▶ Pathologische intrakranielle Verkalkungen

- kongenital: tuberöse Sklerose, Sturge-Weber-Syndrom
- vaskulär: Arteriosklerose, Aneurysma, Angiom

- entzündlich: Abszeß, Tuberkulose, Echinokokkose, Herpes-simplex-Enzephalitis, Toxoplasmose, Zytomegalie, Zystizerkose
- neoplastisch: Oligodendrogliom, Kraniopharyngeom, Ependymom, Plexuspapillom, Meningeom, Teratom, Chordom, Chondrom

▶ Prämature Kraniosynostosen

- Sagittalnaht: Dolichozephalus (schmal, lang, hoch)
- beide Koronarnähte: Brachyzephalus (kurz, breit, hoch)
- eine Koronarnaht: Plagiozephalus (asymmetrisch)
- Frontalnaht: Trigonozephalus (dreieckig)

▶ Makrozephalus

- Megalenzephalie
- Hydrozephalus
- Kalottenverdickung
  - hämolytische Anämien
  - abgeheilte Rachitis
- Raumforderung
- Subduralerguß

▶ Mikrozephalus

- Gehirnfehlbildung
- Chromosomenaberration
- Toxoplasmose
- Alkoholembryopathie
- Kraniosynostose

▶ Erweiterte Schädelnähte bei jüngeren Kindern

- Osteogenesis imperfecta
- Rachitis
- Hypothyreose
- Hypophosphatasie
- Dysostosis cleidocranialis

▶ Erweiterte Sella bei älteren Kindern

- Hydrozephalus
- Hirnödem
- Raumforderung

- Meningitis
- Leukämie

▶ Spaltbildungen der LWS

- Spondylolyse: Spaltbildung im Wirbelbogen
- Spondylolisthesis: Spaltbildung im Wirbelbogen, Ventralgleiten
- Pseudospondylolisthesis: Ventralgleiten ohne Spaltbildung im Wirbelbogen (Bandscheibendegeneration mit Lockerung der kleinen Wirbelgelenke)
- Schrägaufnahmen

▶ Assimilationsvorgänge

- Lumbalisation
- Sakralisation
- Atlasassimilation
- Blockwirbel

▶ Basiläre Impression

- auf der ap-Aufnahme Dens 7 mm und mehr über der Fischer-Metzger-Linie (Mastoidspitze-Mastoidspitze)
- auf der Seitaufnahme Dens über der Chamberlain-Linie (Palatum-Okziput)

▶ Rückenmarksfehlbildungen

- Meningozele
- Myelozele
- Meningomyelozele
- Tethered cord (Konustiefstand, Konusfixierung)
- Dermalsinus
- Diastematomyelie
- Syringohydromyelie
  - durch Arnold-Chiari-Malformation, Dandy-Walker-Malformation, Arachnoidalzyste, Trauma, Tumor

▶ Spinale Tumoren

- extradural
  - Metastase, Neurofibrom
- intradural-extramedullär
  - primär: Neurofibrom, Neurinom, Meningeom, Lipom
  - metastatisch: Medulloblastom, Ependymom, Pinealom, PNET

- intramedullär
  - Ependymom, Astrozytom, Hämangioblastom, Metastase
    - DD: Ependymome besser abgegrenzt und häufiger hämorrhagisch, Astrozytome oft mit Begleitzyste

▶ Benigne Wirbelkörpertumoren

- Hämangiom
- Kompaktainsel
- Osteoidosteom
- Osteoblastom
- aneurysmatische Knochenzyste
- eosinophiles Granulom

▶ Semimaligne und maligne Wirbelkörpertumoren

- Riesenzelltumor
- Chordom
- Plasmozytom
- Osteosarkom
- Chondrosarkom

▶ Wirbelkörpermetastasen

- Mammakarzinom, Bronchialkarzinom, Prostatakarzinom, Nierenkarzinom
- Wirbelkörper, Wirbelbögen
- osteolytisch, osteoplastisch, gemischt
- KO: pathologische Wirbelkörperfraktur, Rückenmarkskompression

▶ Infarkt der A. spinalis anterior

- durch Arteriosklerose, Aortendissektion, Trauma, Bandscheibenvorfall

▶ Funikuläre Myelose

- MR: T2 Signalanhebungen in den Hintersträngen des zervikalen und thorakalen Rückenmarks

▶ Phakomatosen

- Neurofibromatose
  - Café au lait-Flecken, Neurofibrome, Optikusgliome
  - verbogene Röhrenknochen
  - Keilbeindysplasie

- Skoliose
- nichtossifizierende Knochenfibrome
- tuberöse Sklerose Bourneville-Pringle
  - faziale Angiofibrome, epileptische Anfälle, renale Angiomyolipome
  - fleckige Sklerosen Schädel, LWS, Becken
- Gorlin-Goltz-Syndrom
  - Basaliome
  - große Zysten an Mandibula und Röhrenknochen
  - frontoparietale Hyperostose
  - ausgeprägte Falxverkalkungen

▶ Spinales Trauma

- Akutfolgen: Myelonkontusion, Myelonkompression, Myelondurchtrennung, Myeloneinblutung, subdurales Hämatom, epidurales Hämatom
- Spätfolgen: Myelonatrophie, Syringohydromyelie, gliotische Veränderungen, zystische Degenerationen
- MR: Funktionsuntersuchung in Inklination und Reklination zum Nachweis segmentaler Instabilitäten (schnelle GE-Sequenzen), Nachweis des Knochenmarködems

▶ Spondylitis

- Verlust der Grenze zwischen Wirbelkörper und Bandscheibe
- paraspinale Ausdehnung möglich
- MR: T1 hypointens, T2 hyperintens, inhomogenes Enhancement
- KO: Abszeß

▶ Myelitis

- durch Herpes, AIDS, Borreliose
- spindelige Auftreibung des Myelons
- MR: T2 hyperintens, ggf. Enhancement
- DD: multiple Sklerose, Guillain-Barré-Syndrom

▶ Arachnoiditis

- Vergröberung der Trabekelstruktur der Arachnoidea
- Verklebungen, Blindsäcke, Zysten
- meist thorakal, selten zervikal
- DS: Myelographie, CT-Myelographie, MR

▶ Degenerative Wirbelsäulenveränderungen

- Spondylose
  - Osteophytenbildung, keine Bandscheibenerniedrigung
  - MR: Osteophyten können Knochenmark enthalten
- Osteochondrose
  - Osteophytenbildung, bandscheibennahe Knochenverdichtung, Bandscheibenerniedrigung
  - MR: Bandscheibendegeneration nach Modic:
  - Typ I (4 %, vaskularisiertes Granulationsgewebe): T1 angrenzendes Knochenmark hypointens, Enhancement; T2 hyperintens
    - DD: Knochenmarksmetastasierung (Verlaufskontrolle, oft Übergang in Typ II), Spondylodiszitis (T1 Bandscheibe hypointens, starkes Enhancement; T2 Bandscheibe hyperintens)
  - Typ II (16 %, fettige Degeneration): T1 angrenzendes Knochenmark hyperintens, kein Enhancement; T2 hyperintens
    - DD: Hämangiom (gesamter Wirbelkörper oder nur Wirbelkörperzentrum betroffen)
  - Typ III (80 %, sklerotische Knochenmarksveränderungen): T1 angrenzendes Knochenmark hypointens, kein Enhancement; T2 hypointens
- Bandscheibenprotrusion
  - Anulusfasern noch weitgehend intakt
  - umschrieben, Bulging
- Bandscheibenprolaps
  - Anulusfasern unterbrochen
  - subligamentär, extraligamentär, Sequester
  - Sonderformen: lateraler (intraforaminaler oder extraforaminaler Vorfall), intraduraler Vorfall, ventraler Vorfall, Limbusvorfall
  - postoperative Wirbelsäule: nach Kontrastmittel Bandscheibengewebe mit geringem, langsamem und randständigem Enhancement, Narbengewebe mit starkem, schnellem und homogenem Enhancement
  - DD: extramedullärer Tumor, Synovialzyste an den Facettengelenken (L4/5, L5/S1), arachnoidale Wurzelzyste
  - KO: Myelomalazie, Rückenmarkatrophie, spinale Enge, weitere Vorfälle

▶ Spinalkanalstenose

- angeboren
  - idiopathische Spinalkanalstenose
  - Down-Syndrom
  - Klippel-Feil-Syndrom
  - basiläre Impression

- degenerativ
  - Osteophyten
  - Bandscheibendegeneration
  - Synovialzyste
  - Facettengelenksarthrose
  - Verkalkung Lig. longitudinale posterius
  - Hypertrophie Ligg. flava
- lumbaler Spinalkanal
  - Sagittaldurchmesser: relativ eng 10-12 mm, absolut eng < 10 mm
  - Interpedikularabstand: pathologisch < 15 mm
  - Recessus lateralis: Stenose wahrscheinlich 3 mm, Stenose sicher ≤ 2 mm
  - Lig. flavum: pathologisch ≥ 5 mm

▶ Interventionelle radiologische Therapie

- Facettengelenksblockade
- periradikuläre Therapie
- perkutane Nukleotomie

10. Augen, Hals, Nase, Ohren, Schilddrüse

10. Augen, Hals, Nase, Ohren, Schilddrüse

Anatomie

▶ Foramen opticum

- A. ophthalmica
- N. opticus

▶ Fissura orbitalis superior

- N. trochlearis
- Rr. lacrimales et frontales n. trigemini
- V. ophthalmica superior

▶ Nasennebenhöhlen

- Sinus frontalis, Sinus maxillaris, Cellulae ethmoidales anteriores über Meatus nasi medius
- Sinus sphenoidalis und Cellulae ethmoidales posteriores über Meatus nasi superior

▶ Pneumatisation der Nasennebenhöhlen

- Cellulae ethmoidales: 6. Lebensmonat
- Sinus maxillaris: 1. Lebensjahr
- Sinus sphenoidalis: 4. Lebensjahr
- Sinus frontalis: 6. Lebensjahr
- endgültige Ausgestaltung der Nasennebenhöhlen erst mit der Pubertät

Pathologie

▶ Häufige Krankheitsbilder in der Orbita

- intrakonal - Sehnerv
  - Neuritis nervi optici
  - Stauungspapille
  - Apexfrakturen
  - Optikusgliom
- intrakonal - sonstige
  - kavernöses Hämangiom
  - Pseudotumor orbitae

- extrakonal
  - Lymphom
  - kapilläres Hämangiom
- muskulär
  - endokrine Orbitopathie
  - Pseudotumor orbitae
  - Myositis
  - Lymphom

▶ Krankheitsbilder mit Auftreibung des Sehnvervenkomplexes

- häufiger
  - Optikusgliom
  - Optikusscheidenmeningeom
  - Pseudotumor orbitae
  - Stauungspapille
- seltener
  - Sarkoidose
  - Erdheim-Chester-Tumor
  - Metastasen
  - Hämangioblastom

▶ Neuritis nervi optici

- idiopathisch, bei multipler Sklerose (als Erstsymptom, im Verlauf), fortgeleitet
- Visusverlust, normaler Sehnervenkopf, Bewegungsschmerz
- meist unilateral
- MR
  - Verdickung des Sehnerven
  - Nachweis von Plaques
  - Erweiterung des Subarachnoidalraums

▶ Endokrine Orbitopathie

- ältere Frauen
- bilateraler Exophthalmus, Fremdkörpergefühl, Schmerzen, Motilitätsstörungen, meist Hyperthyreose
- Schwellung der Augenmuskeln
- Mm. rectus medialis und inferior initial befallen
- KO: Kompression des N. opticus

Pseudotumor orbitae

- diffuse oder fokale idiopathische Entzündung
- Schmerzen, Exophthalmus, rotes Auge, Weichteilschwellung, Motilitätsstörung
- Tolosa-Hunt-Syndrom als Sonderform
  - Entzündung der Orbitaspitze
  - Schmerzen, Hirnnervenlähmungen
- unscharfe, inhomogene, retrobulbäre Masse mit starkem Enhancement

Kavernöses Hämangiom

- Frauen, mittleres Lebensalter
- orbitale Symptome, pulsierender Exophthalmus
- CT: scharf begrenzt, intrakonal, homogen hyperdens, Phlebolithen
- MR: T1 hypointens, T2 hyperintens, starkes Enhancement

Optikusgliom

- häufig
- jüngere Patienten
- bei Neurofibromatose höhere Inzidenz
- schwaches Enhancement, selten Verkalkungen
- Erweiterung Canalis opticus
- intrakranielle Ausdehnung zum Chiasma opticum

Optikusscheidenmeningeom

- selten
- ältere Patienten
- starkes Enhancement, strangförmige Verkalkungen
- Hyperostose angrenzender Knochen
- intrakranielle Ausdehnung an den Meningen

Intraorbitale Verkalkungen

- neoplastisch
  - Retinoblastom
  - Hamartom
  - Hämangiom
  - Osteom
- nichtneoplastisch
  - Fremdkörper
  - Hyperkalzämie

- posttraumatisch
- postentzündlich

▶ Blow out-Fraktur

- Augenmotilitätsstörung, Enophthalmus
- Fraktur des Orbitabodens
- KO: Augenmuskeleinklemmung, Einblutung, Fremdkörper, Bulbusruptur, Linsenluxation, Orbitaemphysem

▶ Cholesteatom

- Raumforderung aus keratinisiertem Plattenepithel im Mittelohr
- Knochenarrosion und -destruktion
- Gehörknöchelchenverlagerung und -destruktion
- granulomatöse Otitis ohne Knochen- und Gehörknöchelchenveränderungen
- KO: Fazialisparese, Labyrinthfistel, Meningitis, Hirnabszeß, Sinusvenenthrombose

▶ Benigne Mittelohrtumoren

- Glomustumoren
- Fazialisneurinom
- Hämangiom
- Cholesteatom

▶ Maligne Mittelohrtumoren

- Plattenepithelkarzinom
- Metastasen
- Rhabdomyosarkom
- Histiozytosis X

▶ Gefäßmalformationen im Mittelohr

- aberrierende A. carotis interna
- Hochstand des Bulbus venae jugularis

▶ Tumoren des inneren Gehörgangs

- Akustikusneurinom
- Meningeom
- Epidermoid
- Fazialisneurinom

▶ Tumoren des Foramen jugulare

- Glomus jugulare-Tumor
- Neurinom

▶ Glomustumoren

- stark vaskularisierte, lokal destruierende Tumoren
- Glomus jugulare-Tumor
  - aus Glomera des N. glossopharyngeus und N. vagus im Foramen jugulare
  - Fossa jugularis, Hypotympanum, Canalis caroticus, Mittelohr
- Glomus tympanicum-Tumor
  - aus Glomera der Jacobson-Anastomose in der Paukenhöhle
  - Paukenhöhle, Promontorium, Trommelfell, Gehörgang
- weichteildichte Tumoren, exzessives Enhancement

▶ Felsenbeinfrakturen

- Längsfraktur (75 %)
  - direktes Trauma des Felsenbeins
  - Hämatotympanon, Otorrhagie, Schalleitungsschwerhörigkeit, Fazialisparese
  - Verlauf durch äußeren Gehörgang und Mittelohr
- Querfrakturen (25 %)
  - indirektes Trauma des Felsenbeins (Os occipitale)
  - Schallempfindungsschwerhörigkeit, Fazialisparese
  - Verlauf durch inneren Gehörgang und Labyrinth

▶ Epipharynxtumoren

- juveniles Nasenrachenfibrom
- Lymphoepitheliom
- Plattenepithelkarzinom
- malignes Lymphom

▶ Zähne und Kiefer

- Karies: unregelmäßige Defekte in der Zahnsubstanz mit unscharfen Rändern
- Periodontitis: Verbreiterung der Periodontalräume
- Wurzelspitzengranulom: Transparenzerhöhung an der Zahnwurzel
  - DD: Füllmaterial nach Wurzelspitzenresektion
- Raumforderungen: odontogene Zyste, Adamantinom, Riesenzelltumor

- Adamantinom im lateralen, Riesenzelltumor im medialen Anteil der Mandibula

▶ Sono Schilddrüse

- diffuse Echoarmut
  - Immunhyperthyreose Basedow
  - akute Thyreoiditis de Quervain
  - chronisch lymphozytäre Thyreoiditis Hashimoto
  - sklerosierende Thyreoiditis Riedel
  - malignes Lymphom
- adenomatöse Hyperplasie
  - meist multiple Knoten in einer Struma
  - echogleiche Knoten
  - echoarmer Randsaum
  - regressive Veränderungen
    - Zysten
    - Verkalkungen
- echtes Adenom
  - meist solitärer Knoten in normaler Schilddrüse
  - echoarme (szintigraphisch meist heiß) bis echoreiche (szintigraphisch meist kalt) Knoten
  - echoarmer Randsaum
- malignomsuspekter Herdbefund
  - solitärer Knoten
  - Größe über 4 cm
  - unscharfe Begrenzung
  - echoarme Binnenstruktur
  - schnelles Wachstum
  - regionale Lymphknotenvergrößerungen

▶ TSH

- TSH normal: keine hormonelle Dysfunktion
- TSH zu tief: Hyperthyreose (latent, wenn T3 und T4 normal)
- TSH zu hoch: Hypothyreose (latent, wenn T3 und T4 normal)
- TRH-Test: Messung nach TRH-Stimulation zeigt, ob eine normale, ungenügende (tendenziell hyperthyreot) oder überschießende (tendenziell hypothyreot) TSH-Antwort erfolgt

11. Untersuchungsprotokolle

11. Untersuchungsprotokolle

Magnetresonanztomographie

▶ Protokoll Gehirn

- unspezifische neurologische oder psychiatrische Symptome
  - Schichtdicke 5 mm
  - T2w-TSE axial/koronar
  - T1w-SE axial
  - T2w-FLAIR axial
  - Zusatzprogramm
    - Tumor: T1w-SE axial/koronar/sagittal + KM + MTC
    - Metastasen: T1w-SE axial/koronar/sagittal + KM + MTC, ggf. Double dose delayed MRT
    - Infektion: T1w-SE axial/koronar/sagittal + KM + MTC
    - Blutung: T2*w-GE axial
    - Sinusvenenthrombose: 2D-TOF, 3D-PC
- Tumor Gehirn
  - Schichtdicke 3-5 mm
  - T2w-TSE axial
  - T1w-SE axial
  - T2w-FLAIR axial
  - T1w-SE axial/koronar/sagittal + KM + MTC
- Tumor Sella
  - Schichtdicke 2 mm
  - Schädel
    - T2w-TSE axial
  - Sella
    - T1w-SE koronar/sagittal
    - T1w-SE koronar/sagittal + KM, ggf. als Kontrastmitteldynamik mit T1w-TSE koronar (Delay 0 s, 20 s, 40 s ...)
- Tumor Kleinhirnbrückenwinkel
  - Schichtdicke 2 mm
  - Schädel
    - T2w-TSE axial
  - Kleinhirnbrückenwinkel
    - T1w-SE axial
    - T1w-SE axial/koronar + KM

11. Untersuchungsprotokolle

- Schädelhirntrauma
  - Schichtdicke 5 mm
  - T1w-SE axial
  - T2w-TSE axial
  - T2w-FLAIR axial
  - T2*w-GE axial/koronar
  - EPI-Diffusionssequenz axial
  - Zusatzprogramm
    - MRA
- Schlaganfall
  - Schichtdicke 5 mm
  - T2w-TSE axial
  - T2w-FLAIR axial
  - EPI-Diffusionssequenz axial
  - MRA
  - T2*w-GE axial
  - T1w-SE axial
  - EPI-Perfusionssequenz axial + KM (Beginn 10 s nach Bolusinjektion)
  - T1w-SE axial + KM
- Sinusvenenthrombose
  - Schichtdicke 3 mm
  - T2w-TSE koronar
  - T1w-SE koronar
  - MRA
  - T1w-SE koronar + KM
  - EPI-Diffusionssequenz axial
- Temporallappenepilepsie
  - Schichtdicke 3 mm
  - T1w-SE koronar
  - T2w-TSE axial/koronar
  - T2w-FLAIR axial/koronar
  - Zusatzprogramm
    - posttraumatische Epilepsie: T2*w-GE koronar
    - tumorbedingte Epilepsie: T1w-SE koronar/axial + KM
- multiple Sklerose
  - Schichtdicke axial 5 mm, sagittal 3 mm
  - T1w-SE axial + MTC
  - T2w-TSE axial/sagittal

- T2w-FLAIR axial/sagittal
- T1w-SE axial/sagittal + KM + MTC (Delay 5 min)
- Zusatzprogramm
  - EPI-Diffusionssequenz axial
- neurodegenerative Erkrankungen
  - Schichtdicke 5 mm
  - T1w-SE axial
  - T2w-TSE axial
  - T2w-FLAIR axial
  - T2w-TSE koronar
  - Zusatzprogramm
    - T2*w-GE axial
- arteriovenöse Malformationen
  - Schichtdicke 3 mm
  - T2w-TSE axial
  - T1w-SE koronar
  - T1w-SE koronar/sagittal + KM
  - MRA

▶ Hinweise Gehirn

- Kopfspule
- 3D-Localizer (axial, koronar, sagittal)
- axiale Scans anhand folgender Linien planen
  - Commissura anterior - Commissura posterior oder
  - Sellaboden - Dach vierter Ventrikel oder
  - Genu corporis callosi - Splenium corporis callosi
- T2w auch als Doppelecho mit PDw
- PDw nur bei relevanten Zusatzinformationen dokumentieren
- supratentorielle Läsionen axial und koronar, infratentorielle Läsionen axial und sagittal, mediale Läsionen axial und sagittal untersuchen
- Normalbefund nach Kontrastmittelgabe in zwei Ebenen, pathologischen Befund in drei Ebenen dokumentieren

▶ Protokoll Gesichtsschädel und Hals

- Schichtdicke 4 mm
- vaskuläre Erkrankungen
  - MRA
  - Dissektion: T1w-SE axial

- Gefäßmalformationen
  - T2w-TSE axial
  - T1w-SE koronar
  - T1w-SE koronar/sagittal + KM
  - MRA
- Orbita
  - T2w-TSE axial
  - T2w-STIR koronar
  - T1w-SE koronar
  - T1w-SE koronar/axial/sagittal + KM + SPIR
- Innenohrstrukturen
  - T2w-CISS axial
- Schädelbasis
  - T1w-SE axial/koronar/sagittal
  - T2w-TSE axial
  - T2w-CISS axial
  - T1w-SE axial/koronar/sagittal + KM
  - Zusatzprogramm
    - MRA
- Temporomandibulargelenk
  - T1w-SE parasagittal/koronar
    - bei geöffnetem Mund
    - bei geschlossenem Mund
  - T2w-TSE sagittal
- Nasennebenhöhlen
  - T2w-TSE koronar
  - T1w-SE koronar
  - T1w-SE koronar/axial + KM + SPIR
- Nasopharynx
  - T2w-TSE axial
  - T2w-STIR axial
  - T1w-SE axial
  - T1w-SE axial/koronar + KM
- Oropharynx, Mundhöhle
  - T2w-TSE axial
  - T1w-SE axial/koronar
  - T1w-SE axial/koronar + KM + SPIR

- Hypopharynx, Larynx
  - T2w-TSE axial
  - T1w-SE axial/koronar
  - T1w-SE axial/koronar/sagittal + KM + SPIR
- zervikale Weichteile
  - T2w-STIR axial
  - T1w-SE axial
  - T1w-SE axial/koronar + KM

▶ Hinweise Gesichtsschädel und Hals

- Kopfspule, Halsspule, bei Orbita Kopfspule oder Orbitaspule
- Patienten dürfen nicht schlucken, sich räuspern oder husten und müssen bei Untersuchung der Orbita die Augen schließen bzw. einen Punkt fixieren (Bewegungsartefakte)
- Nasenatmung bei geschlossenem Mund
- bei Untersuchung der Orbita Schminke entfernen (Suszeptibilitätsartefakte)
- Tastbefunde mit Lebertrankapseln markieren
- fettsupprimierte Sequenzen nicht ohne korrelierende T1w oder T2w, da pathologische Prozesse auf Grund des Signalverlusts und der fehlenden anatomischen Orientierung sonst nur sehr schwer zugeordnet werden können
- STIR nach Kontrastmittelgabe vermeiden, da nicht nur das Fettsignal, sondern auch die Kontrastmittelanreicherung supprimiert wird (negatives Enhancement)

▶ Protokoll Thorax

- Lunge, Mediastinum, Pleura, Thoraxwand
  - Schichtdicke 8 mm
  - T2w-TSE axial
  - T1w-GE axial
  - T1w-GE axial/koronar/sagittal + KM
- Mamma
  - Schichtdicke axial 4 mm, koronar 2 mm
  - T2w-TSE axial
  - T1w-GE axial/koronar
  - T1w-GE axial/koronar + KM (mindestens 2mal, optimal 4mal; Aufnahmezeit pro Sequenz 1-2 min)
  - Bildsubtraktion (Kontrastmittelserien - Nativserie)

▶ Hinweise Thorax

- Lunge, Mediastinum, Pleura, Thoraxwand
  - Körper- oder Phased array-Spule, für Thoraxwand Oberflächenspule
  - Atemstillstand mit kranialen und kaudalen Sättigungspulsen
  - ggf. EKG-Triggerung
  - ggf. Kontrastmitteldynamik (DD Bronchialkarzinom/Tuberkulom, DD hilusnahes Bronchialkarzinom/poststenotische Veränderungen, DD Resttumor/Strahlenpneumonitis)
  - Lungenventilation: aerosolierte Kontrastmittel, Sauerstoff, hochpolarisierte Edelgase
  - Lungenperfusion: Kontrastmittel, MRA
- Mamma
  - Mammadoppelspule
  - Mammaimmobilisation wichtig
  - Beachtung der Indikationsstellung (Empfehlungen der DRG)
  - zyklusgerechte Untersuchung (Tag 6-18) minimiert hormonabhängiges unspezifisches Enhancement (diffus, fokal)
  - postmenopausale Hormontherapie möglichst drei Monate vor der Untersuchung absetzen
  - keine Einschränkungen nach Feinnadelpunktion bzw. Stanzbiopsie ohne signifikantes Hämatom
  - keine Untersuchung für 6 Monate nach Probeexzision bzw. Operation
  - keine Untersuchung für 12 Monate nach Radiotherapie
  - keine Untersuchung nach Galaktographie
  - TE bei 1,5 T: 3,6-6,0 ms, TE bei 1,0 T: 5,3-8,7 ms, TE bei 0,5 T: < 3,5 ms; TR so kurz wie möglich
  - axiale Aufnahmen mit Phasenkodierung in der x-Achse, zur Beurteilung der axillären Ausläufer des Brustgewebes Phasenkodierung in der y-Achse, koronare Aufnahmen mit Phasenkodierung in der z-Achse
  - Befundung nur in Kenntnis des klinischen Befundes und der konventionellen Untersuchungen
  - Analyse der Morphologie und Zeitintensitätskurven anhand gezielt ausgewählter ROI um suspekte Strukturen
  - Nachweis oder Ausschluß von Rupturen in Silikonprothesen
    - Kombination von mindestens drei Sequenzen (T1w mit Fettsuppression, T2w mit Wasser- oder Silikonsuppression)
    - Schichtdicke unter 5 mm, bei einer Sequenz unter 2 mm
    - verschiedene Schichtorientierungen (axial, sagittal, ggf. koronar)

▶ Protokoll Wirbelsäule

- Schichtdicke 3-4 mm
- degenerative Wirbelsäulenveränderungen
    - T1w-SE sagittal
    - T2w-TSE sagittal
    - Befundhöhe: T1w-SE axial, ggf. auch T2w-GE axial (HWS)
    - Rezidivprolaps: T1w-SE axial + KM (kein Delay)
- entzündliche und tumoröse Wirbelsäulenveränderungen
    - T1w-SE sagittal
    - T2w-TSE sagittal
    - Befundhöhe: T1w-SE axial/sagittal + KM
- Wirbelsäulenmetastasen
    - T1w-SE sagittal
    - T2w-STIR sagittal
    - Zusatzprogramm
        - Chemical shift-Sequenzen (Opposed phase-GE-Sequenzen)
        - Messung des Diffusionskoeffizienten (ADC)
    - extravertebrale Tumorkomponente: T1w-SE sagittal/axial + KM
    - periphere Skelettabschnitte: T2w-STIR koronar
- traumatische Wirbelsäulenveränderungen
    - T1w-SE sagittal
    - T2w-TSE sagittal/axial
    - Hämosiderinnachweis: T2*w-GE sagittal/axial

▶ Hinweise Wirbelsäule

- Körperspule (großes Untersuchungsfeld, schlechte Ortsauflösung), Oberflächenspule (kleines Untersuchungsfeld, gute Ortsauflösung), Phased array-Spule (Kombination)
- kraniozervikalen bzw. lumbosakralen Übergang zur exakten Höhenlokalisation miterfassen
- anteriore Sättigung, um Bewegungsartefakte (Atmung, Bauchwand, Darm) und Pulsationsartefakte (Herz, Aorta) zu unterdrücken
- Flußkompensation (Liquor) in Schichtselektions- und Ausleserichtung
- koronare Schichten vor allem bei Skoliose, paraspinalen Prozessen und Wirbelanomalien
- MR-Myelographie mit Single shot-Sequenzen (RARE)
- funktionelle Bildgebung (Untersuchung in Flexion und Extension)
    - HWS: Untersuchung mit aufblasbarem Ballon, aus dem stufenweise die Luft herausgelassen wird

- LWS: Untersuchung in Rücken- und Bauchlage
- Differenzierung von kontrastmittelanreicherndem Narbengewebe von epiduralem Fettgewebe bei der postoperativen LWS durch Fettsuppression oder Bildsubtraktion (KM-Serie - Nativ-Serie)
- bei der postoperativen Wirbelsäule ggf. Kontrastmitteldynamik
- Vorteile der einzelnen Sequenzen
  - T1w
    - wenig artefaktanfällig, hohes Signal-Rausch-Verhältnis
    - Anatomie, Ortsauflösung, Knochenmarksinfiltration
  - PDw
    - Spinalkanalweite, Bandscheibenpathologie
  - T2w
    - stark artefaktanfällig, hoher Zeitaufwand
    - Entzündung, Tumor, Myelographie
  - TSE im Vergleich zu SE
    - weniger Artefakte
    - geringerer Zeitaufwand
    - besseres Signalrauschverhältnis
    - stärkeres Fettsignal

▶ Protokoll Leber

- Schichtdicke 6 mm
- T2w-TSE axial/koronar
- MRCP
- T1w-GE axial
- T1-Kontrastmittel: T1w-GE axial/koronar + KM, ggf. als Kontrastmitteldynamik
- T2-Kontrastmittel: T2w-TSE axial/koronar + KM, T1w-GE axial + KM

▶ Hinweise Leber

- Phased array-Spule, Körperspule
- Bildmittelungen, Atemstillstand mit kranialen und kaudalen Sättigungspulsen, Parasympathikolytikum
- fakultativ bei allen parenchymatösen Oberbauchorganen Fettsuppression
- T1w hohes Signal-Rausch-Verhältnis, T2w hohes Kontrast-Rausch-Verhältnis
- Kontrast-Rausch-Verhältnis Maß für die Detektierbarkeit fokaler Leberläsionen
- Differenzierung Malignom/Hämangiom durch zunehmende T2-Wichtung

▶ Protokoll Pankreas

- Schichtdicke 4 mm
- T2w-TSE axial
- MRCP
- T1w-GE axial
- exokriner Tumor: T1w-GE axial/koronar + KM, ggf. als Kontrastmitteldynamik
- endokriner Tumor: T2w-STIR axial/koronar, T1w-GE axial + KM
- MRA

▶ Hinweise Pankreas

- Phased array-Spule, Körperspule
- Atemstillstand, Parasympathikolytikum, fakultativ orale KM zur Füllung von Magen und Duodenum
- bei axialer Schichtung Kippung entlang der Achse des Pankreas um etwa 10-15°
- MRCP
  - extrem T2-gewichtete TSE, Single shot-Sequenzen (HASTE)
  - Auswertung der MIP- und der Quellenbilder
  - ähnlich hohe Sensitivität und Spezifität wie ERCP

▶ Protokoll Nieren

- Schichtdicke 4 mm
- T2w-TSE axial
- T2w-STIR koronar
- T1w-GE axial/koronar
- T1w-GE axial/koronar + KM
- MRU
  - Stauung: Single shot-Sequenzen (RARE)
  - keine Stauung: 5-10 mg Furosemid, 30-60 s später KM, T1w-GE koronar, Atemstillstand, MIP

▶ Hinweise Nieren

- Phased array-Spule, Körperspule
- Atemstillstand, Parasympathikolytikum
- bei MRU Auswertung der MIP- und der Quellenbilder

▶ Protokoll Nebennieren

- Schichtdicke 4 mm

- T2w-TSE axial
- T1w-SE axial/koronar
- T1w-In phase-GE axial/koronar
- T1w-Opposed phase-GE axial/koronar
- T1w-GE axial/koronar + KM

▶ Hinweise Nebennieren

- Phased array-Spule, Körperspule
- Atemstillstand, Parasympathikolytikum

▶ Protokoll Becken

- Schichtdicke 5 mm
- T1w-SE axial/sagittal
- T2w-TSE
  - Harnblase axial/koronar
  - Prostata axial/koronar
  - Uterus und Zervix axial/sagittal
  - Ovarien axial/koronar
- T1w-SE axial/koronar/sagittal + KM, ggf. als Kontrastmitteldynamik

▶ Hinweise Becken

- Phased array-Spule, Körperspule, Endospulen
- Parasympathikolytikum
- Untersuchung bei mäßiger bis guter Harnblasenfüllung
- ggf. Fettsuppression

▶ Protokoll Knochen und Weichteile

- Schichtdicke befundadaptiert 2-5 mm
- Handgelenk
  - T2w-STIR koronar/axial
  - T1w-SE koronar
  - T2w-GE koronar
- Ellenbogengelenk
  - T1w-SE koronar/sagittal
  - T2w-STIR koronar
  - T1w-SE koronar/axial + KM + SPIR
- Schultergelenk
  - T1w-SE parakoronar
  - T2w-STIR parakoronar/parasagittal

- T2w-GE axial
- T1w-SE parakoronar + KM + SPIR
- Hüftgelenk
  - T2w-STIR koronar/axial
  - T1w-SE koronar/axial
  - T1w-SE koronar/axial + KM + SPIR
- Kniegelenk
  - T1w-SE sagittal/koronar
  - T2w-GE sagittal
  - T2w-STIR sagittal
  - T1w-SE sagittal/axial + KM + SPIR
- Sprunggelenk
  - T1w-SE sagittal/koronar
  - T2w-STIR koronar
  - T2w-TSE axial/sagittal
  - T1w-SE koronar/axial + KM + SPIR

▶ Hinweise Knochen und Weichteile

- Körperspule, Gelenkspulen, Oberflächenspule, flexible Spulen
- FOV so klein wie möglich und so groß wie nötig
- ein benachbartes Gelenk zur exakten Höhenlokalisation miterfassen
- Kontrastmittelapplikation zur Beurteilung von Tumoren, Synovialitis und Pannus
- anatomische Strukturen in speziellen Schichtebenen
  - Schultergelenk
    - axial: M. supraspinatus, Labrum glenoidale, Gelenkkapsel, Ligg. glenohumeralia, Bizepssehne
    - parakoronar: M. supraspinatus, M. infraspinatus, Bursa subacromialis, Akromioklavikulargelenk
    - parasagittal: Rotatorenmanschette, Lig. coracoacromiale, Akromion
  - Kniegelenk
    - axial: patellares Gleitlager
    - koronar: Kollateralbänder, Menisken, Gelenkknorpel
    - sagittal: vorderes Kreuzband (in leichter Außenrotation), hinteres Kreuzband (in Neutralstellung), Menisken, Gelenkknorpel
- MR-Arthrographie
  - Aufweitung des Gelenkspalts, bessere Abgrenzbarkeit der intraartikulären Strukturen

- Indikationen
  - osteochondrale Defekte
  - freie Gelenkkörper
  - voroperierte Menisken
  - azetabulare Labrumläsionen
  - glenoidale Labrumläsionen
  - diskrete Rotatorenmanschettenrupturen
- direkt: 10-20 ml Gadoliniumlösung 1:250 intraartikulär, dann T1w-SE + SPIR
- indirekt: Übertritt von intravenösem Gadolinium in das Gelenk; in Ruhe Maximum nach 1 h, nach Bewegung Maximum nach 10-20 min

▶ Protokoll Gefäße

- zerebrale Aneurysmen: 3D-TOF
- arteriovenöse Malformationen
  - Überblick: 3D-TOF
  - Kontrast: 2D-TOF
  - Flußdynamik: 2D-PC
- vasookklusive Erkrankungen: 3D-TOF
- Sinusvenenthrombose: CE-MRA, 3D-PC
- extrakranielle Arterien: CE-MRA, 3D-TOF
- thorakale Aorta: CE-MRA
- Koronararterien: getriggerte segmentierte 2D-TOF
- Pulmonalarterien: CE-MRA
- abdominale Aorta: CE-MRA
- Zöliakalarterien: CE-MRA
- Mesenterialarterien: CE-MRA
- Renalarterien: CE-MRA
- Iliakalarterien: CE-MRA
- Portalvenen: CE-MRA
- periphere Gefäße: CE-MRA, TOF

▶ Hinweise Gefäße

- bei zerebralen Aneurysmen 3D-TOF mit MOTSA oder TONE kombinieren, MIP; Nachweisgrenze etwa 3 mm; bei thrombosierten Aneurysmen MIP- und Quellenbilder; bei riesigen Aneurysmen PC oder CE-MRA
- bei Sinusvenenthrombose koronare Schichtebene mit axialer arterieller Vorsättigung in Höhe der Karotisbifurkation

- bei Karotisstenosen CE-MRA durch mehrere aufeinanderfolgende Messungen (nativ, arteriell) als DSA-MRA; 2D-TOF genauer als 3D-TOF bei der Differenzierung von sehr langsamem Blutfluß und komplettem Gefäßverschluß
- abhängig von Untersuchungsregion Atemstillstand, automatischer Injektor und Testbolus

Computertomographie

▶ Protokoll Schädel

- Schädel: 5/5/5
- Nasennebenhöhlen: 3/3/2
- Felsenbein: 1,5/1,5/1
- Basilaristhrombose: 1,5/1,5/1; 150 ml KM, Flow 3,5 ml/s, Delay 20 s

▶ Protokoll Hals

- Hals: 3/5/3; 75 ml KM, Flow 2 ml/s, Delay 35 s
- Mehrschicht-Spiral-CT
  - Rapid acquisition: Schichtkollimation 4x2,5, Pitch 6, rekonstruierte Schichtdicke 3
  - High resolution: Schichtkollimation 4x1, Pitch 6, rekonstruierte Schichtdicke 1,25
  - 150 ml KM, Flow 2,5 ml/s, Delay 80 s

▶ Protokoll Thorax

- Thorax: 8/10/4
- Lungenhilus: 3/5/3; 100 ml KM, Flow 2 ml/s, Delay 30 s
- Lungenembolie: 5/5/2, Scanrichtung kaudokranial, Aufteilung basale Unterlappenarterien bis Aufteilung apikale Oberlappenarterien; 150 ml KM, Flow 3 ml/s, Delay 20 s
- Mehrschicht-Spiral-CT
  - Routineuntersuchung: Schichtkollimation 4x2,5, Pitch 6, rekonstruierte Schichtdicke 5; 80 ml KM, Flow 3 ml/s, Delay 50 s
  - fokale Lungenerkrankungen: Schichtkollimation 4x1, Pitch 6, rekonstruierte Schichtdicke 5; 80 ml KM, Flow 3 ml/s, Delay 50 s
  - thorakale Aorta: Schichtkollimation 4x2,5, Pitch 6, rekonstruierte Schichtdicke 2,5; 70 ml KM, Flow 4 ml/s, Delay 30 s
  - akute Lungenembolie: Schichtkollimation 4x2,5 zentral bzw. 4x1 peripher, Pitch 6, rekonstruierte Schichtdicke 3 zentral bzw. 1 peripher; 120 ml KM, Flow 4 ml/s, Delay 15-20 s

- Phlebographie: Schichtkollimation 4x5, Pitch 7, rekonstruierte Schichtdicke 5; kein zusätzliches KM

▶ Protokoll Wirbelsäule

- Wirbelkörper: 3/3/2 bei degenerativen Prozessen (ggf. als Myelo-CT), 1,5/1,5/1 bei traumatologischen Prozessen

▶ Protokoll Abdomen

- Abdomen: 8/10/6
- Leber: 5/7/4
  - intravenös Einfachspirale: 150 ml KM, Flow 3 ml/s, Delay 60–70 s
  - intravenös Doppelspirale: 150 ml KM, Flow 3 ml/s, Delay 25–35 s für arterielle Phase, 60–70 s für portalvenöse Phase
  - intraarteriell, arterielle Phase (CTA): 50 ml KM, Flow 1,5 ml/s, Delay 10 s
  - intraarteriell, portalvenöse Phase (CTAP): 80 ml KM, Flow 2,5 ml/s, Delay 40 s
- Pankreas: 3/5/3 bei schlanken Patienten, 5/5/3 bei adipösen Patienten
- Bauchaortenaneurysma: 5/7/4; 150 ml KM, Flow 2,5 ml/s, Delay 35 s
- Mehrschicht-Spiral-CT Leber, Pankreas, Milz, Nieren
  - arterielle Phase: Scanrichtung kraniokaudal, Schichtkollimation 4x2,5, Pitch 4, rekonstruierte Schichtdicke 3; 120 ml KM, Flow 3 ml/s, Delay nach Testbolus
  - spätarterielle Phase: Scanrichtung kaudokranial, Schichtkollimation 4x1, Pitch 3,5, rekonstruierte Schichtdicke 1,25
  - hepatovenöse Phase: Scanrichtung kraniokaudal, Schichtkollimation 4x2,5, Pitch 4, rekonstruierte Schichtdicke 5

Angiographie

▶ Punktion

- A. femoralis communis
  - retrograd
    - Routinezugang
    - zur Diagnostik der AVK Punktion der weniger betroffenen Seite
    - bei schlecht tastbarem Puls ggf. Unterpolstern, Überstrecken, Stauen, Doppler
    - bei Punktion der V. profunda femoris Zurückziehen der Punktionsnadel und erneutes Vorschieben weiter lateral
    - Zugang für Interventionen an Becken und Körperstamm

- antegrad
  - Zugang für Interventionen an unterer Extremität
  - Festlegen der Punktionsstelle unter Durchleuchtung in Höhe der Femurkopfmitte
  - kutane Inzision knapp unterhalb des Leistenbandes
  - KO bei zu hoher Punktion: Retroperitonealblutung
  - KO bei zu tiefer Punktion: A. femoralis profunda (später Katheterfehllage), V. profunda femoris (arteriovenöse Fistel)
- A. brachialis
  - Punktionsstelle in Oberarmmitte
  - KO: Verletzung des medial verlaufenden N. medianus bzw. des dorsal verlaufenden N. radialis
- Gefäßprothesen
  - Voraussetzung ist Reepithelialisierung der Prothese (4-6 Wochen nach Operation)
  - keine Punktion in Anastomosennähe
  - KO: Nachblutung, Perforation, Dissektion

▶ Instrumentarium

- Angiographiekatheter
  - aus Polyethylen, Teflon, Polyurethan oder Nylon mit röntgendichten Zuschlägen
  - Größenangaben in French beziehen sich auf Außendurchmesser des Katheters
  - größere Katheter sind drehstabiler als kleinere
  - bei längerer Verweildauer im Blut sinkt die Drehstabilität des verwendeten Katheters
  - Polyethylenkatheter sind vergleichsweise weiche und weniger drehstabile Katheter
  - maximale Infusionsgeschwindigkeit bei 4 F etwa 18 ml/s, bei 5 F etwa 36 ml/s
  - gerader Katheter
    - Übersichtsangiographie
    - endständig offen
  - Pigtail-Katheter
    - Übersichtsangiographie
    - schweineschwanzähnlich gebogen

- Sidewinder-Katheter
  - Karotisangiographie, Subklaviaangiographie, Zöliakographie, Mesenterikographie
  - stärkere Angulation als Shepherd-Hook-Katheter
- Shepherd-Hook-Katheter
  - Zöliakographie, Mesenterikographie, Renovasographie
  - geringere Angulation als Sidewinder-Katheter
- Kobra-Katheter
  - Mesenterikographie
  - weitgeschwungene Katheter mit starker Abwinklung im letzten Abschnitt
- Headhunter-Katheter
  - Karotisangiographie, Mammariaangiographie
  - stärkere Abwinklung im letzten Abschnitt als Kobra-Katheter
- Renal-double-curve-Katheter
  - Spermatikographie
  - doppelte Angulation mit langem geraden Abstand zwischen Angulationen
- superselektive Katheter
  - koaxiale Katheter mit hoher Drehstabilität mit geringem Außenlumen, die das Vorschieben durch einen schon selektiv liegenden Führungskatheter ermöglichen
  - dreh- und führungsstabiler Hauptteil, semiflexibler Mittelteil, hochflexibler Endteil

- Ballonkatheter
  - Gefäßdilatation oder Gefäßokklusion
  - übliche Länge 2-10 cm, üblicher Durchmesser 4-12 mm, üblicher Maximaldruck 10-16 atm
  - Ruptur des Ballons bei Überschreiten des Maximaldrucks zeigt sich an Zusammenfallen des Ballons und Druckabfall am Manometer

- Führungsdrähte
  - Funktionen
    - Steuerung von Kathetern (Einführen, Auswechseln, Aufrichten, Dirigieren)
    - Erhöhung der Katheterfestigkeit
    - Sondieren verschlossener Gefäßanteile
    - Sondierung selektiver Gefäßanteile
  - Größenangaben in Inch beziehen sich auf Außendurchmesser des Drahtes

- üblicher Durchmesser 0,035 oder 0,038 Inch, bei Koaxialsystemen 0,016 oder 0,018 Inch
- meist steiferer Schaft und weiche Spitze
- J-förmige Führungsdrähte
  - geringere Perforationsgefahr
  - Sondierung geschlängelter oder stenotischer Arterien
- gerade Führungsdrähte
  - höhere Perforationsgefahr
  - Sondierung geradliniger Gefäße und Stenosen
- Einführungsschleuse
  - Dilatator, Schleuse, Spülkanal, Obturator

▶ Embolisate

- Verschlußebene ist peripherster, von Embolisat erreichter Gefäßabschnitt
- zentraler Verschluß
  - Hauptarterien, Segmentarterien
  - Ballon, Spirale, Gelfoam, Ivalon
- peripherer Verschluß
  - Arterien zweiter und dritter Ordnung
  - Ethibloc ohne Glukose, Alkohol geringes Volumen
- kapillärer Verschluß
  - Arteriolen, Kapillaren, Venolen
  - Ethibloc mit Glucose, Zyanoakrylat/Lipiodol 1:1 (Kapillarebene), Zyanoakrylat/Lipiodol 1:3 (Venolenebene), Alkohol großes Volumen

▶ Stents

- ballonexpandierend
  - Palmaz-Stent: harte Stenose, gerade Gefäße
  - Strecker-Stent: weiche Stenose, gebogene Gefäße
- selbstexpandierend
  - Gianturco-Rösch-Stent: weites Gefäßlumen
  - Wall-Stent: langstreckige Stenose

▶ Kontrastmittelgabe

- Hirnarterien selektiv
  - extra- und intrakraniell: KM verdünnt, 5-10 ml KM, manuell
  - nur extrakraniell: KM verdünnt, 5 ml KM, manuell
- Aortenbogen, thorakale Aorta: 20-25 ml KM, Flow 15-20 ml/s
- Pulmonalisangiographie: 25-40 ml KM, Flow 15-20 ml/s

- Bronchialarteriographie: 4-6 ml KM, 2-4 ml/s
- abdominale Aorta: 20-25 ml KM, Flow 15-20 ml/s
- Zöliakoportographie: 30-40 ml KM, Flow 6-8 ml/s
- obere Mesenterikographie: 25-35 ml KM, Flow 6-8 ml/s
- untere Mesenterikographie: 20-25 ml KM, Flow 5-7 ml/s
- Renovasographie: 10-15 ml KM, Flow 7-9 ml/s
- periphere Arterien
  - aortale Injektion: 15-25 ml KM, Flow 15 ml/s
  - iliakale Injektion: 15-20 ml KM, Flow 10 ml/s
  - selektive Injektion: 10-15 ml KM, manuell

▶ Bilderserien bei der Becken-Bein-Angiographie

- Becken: 2 Bilder/s
  - auch Schrägprojektionen
- Oberschenkel: 1 Bild/s
- Unterschenkel: ½ Bild/s

▶ Pharmakoangiographie

- Nieren
  - 1 ml Suprarenin + 9 ml NaCl 0,9 %
  - 1 ml in 50 ml NaCl 0,9 %
  - 4-5 ml Lösung injizieren
- Spasmen
  - Warten (mindestens 15 min)
  - wenn Spasmus mehr als 30 min, 25 mg Tolazolin (Priscol)

Kontrastmittelgabe

▶ Kontrastmittelgabe

- Anlage eines sicheren peripheren Zugangs vor Kontrastmittelapplikation
- Verdacht auf Hyperthyreose/Struma nodosa/Schilddrüsenautonomie
  - Minuten vor KM-Gabe 50 Tropfen Natriumperchlorat (Irenat), danach für 1 Woche 3 x 15 Tropfen täglich
  - 10 mg Thiamazol (Favistan) täglich unter klinischer und laborchemischer Kontrolle
  - Kontrolle der Stoffwechsellage
- gesicherte Hyperthyreose und vitale Indikation
  - Minuten vor KM-Gabe 50 Tropfen Natriumperchlorat (Irenat), danach für 1 Woche 3 x 15 Tropfen täglich

- 20-40 mg Thiamazol (Favistan) täglich unter klinischer und laborchemischer Kontrolle
- Kontrolle der Stoffwechsellage
- Niereninsuffizienz
  - Hydratation mit 0,45 %iger NaCl-Lösung 12 h vor der Untersuchung, 100 ml/h
  - aktueller Kaliumwert (Erhöhung des Kaliumwertes durch Kontrastmittel)
- Diabetes mellitus
  - Metformin (Glucophage) 48 h vor und nach KM-Gabe aussetzen, Wiederaufnahme erst nach Überprüfen der Nierenfunktion
  - Absetzen bei guter Hydratation und normaler Nierenfunktion wahrscheinlich nicht notwendig
- Kontrastmittelallergie
  - nichtionisches KM in niedrigstmöglicher Dosierung
  - 8 mg (2 Amp.) Dimetindenmaleat (Fenistil) und 400 mg (2 Amp. 2 ml oder 1 Amp. 4 ml) Cimetidin (Tagamet) langsam i.v., KM-Gabe 15-20 min später, Sedierungseffekt des H1-Rezeptorblockers beachten
  - je 32 mg Methylprednisolon (Urbason) 12 h und 2 h vor KM-Gabe oder - wenn Zeitvorlauf nicht möglich - 250 mg Methylprednisolon (Urbason solubile forte) 15 min vor KM-Gabe
- Kontrastmittel können zu einer Zunahme des renalen Gefäßwiderstandes und einer Abnahme der glomerulären Filtrationsrate führen (kontrastmittelinduzierte Nephrotoxizität)
- höheres Risiko bei hochosmolaren Kontrastmitteln, hohen Kontrastmitteldosen, wiederholter Kontrastmittelgabe und intraarterieller Kontrastmittelapplikation
- Kalziumantagonisten (z.B. Nitrendipin oral 20 mg 24 h vor, zur und 24 h nach der Untersuchung) haben positiven hämodynamischen und zytoprotektiven Effekt
- Prophylaxe des akuten Nierenversagens auch mit Prostaglandin E_1 (i.v. 20 ng/kg/min über 6 h, beginnend 1 h vor Kontrastmittelgabe)

▶ Risikofaktoren für kontrastmittelinduzierte Nephrotoxizität

- Niereninsuffizienz
- diabetische Nephropathie
- Dehydratation
- Herzinsuffizienz
- nephrotoxische Medikamente

12. Aufklärung

12. Aufklärung

Kontrastmitteluntersuchungen (parenterale Kontrastmittelgabe)

▶ Anamnese

- Medikamenteneinnahme (z.B. Analgetika, Antikoagulantia, Sedativa, Laxantia, Antikonzeptiva, Biguanide)?
- Erkrankungen?
  - Herz (z.B. Angina pectoris, Myokardinfarkt, Herzfehler, Herzrhythmusstörungen, Endomyokarditis, Herzschrittmacher)
  - Kreislauf (z.B. Hypertonie)
  - Lunge (z.B. Bronchitis, Emphysem)
  - Nieren (z.B. Nephrolithiasis, Glomerulonephritis, Pyelonephritis, Dialyse, Kreatinin, Harnstoff)
  - Stoffwechsel (z.B. Diabetes, Gicht)
  - Schilddrüse (z.B. Hyperthyreose, Hypothyreose, Schilddrüsentumor, Schilddrüsenmedikamente)
  - Gehirn (z.B. Epilepsie, Lähmungen)
  - Blut (z.B. Epistaxis, Hämatome, Koagulopathie, Hämophilie)
  - Allergie (z.B. Rhinitis allergica, Asthma bronchiale, Nahrungsmittelallergie, Medikamentenallergie, Pflasterallergie, Jodallergie)
  - sonstige (z.B. Autoimmunerkrankung, Plasmozytom)
- Schwangerschaft? Letzte Menstruation?
- Komplikationen nach früheren Kontrastmitteluntersuchungen? Wenn ja, welche?
- frühere Untersuchungen mit dem entsprechenden Verfahren? Wenn ja, wann und wo?
- Röntgenpaß?

▶ Komplikationen

- selten Hämatom und sehr selten Infektion an der Einstichstelle
- bei Kontrastmittelapplikation manchmal Wärme- und Spannungsgefühl im untersuchten Körperabschnitt
- durch Kontrastmittelüberempfindlichkeit selten Juckreiz, Niesen, Hautausschlag, Übelkeit und ähnliche leichtere Reaktionen, sehr selten schwerwiegende oder lebensbedrohliche Komplikationen wie Atemstörungen, Herz- und Kreislaufreaktionen sowie Lähmungen
- bei Angiographie
  - Gefäßwandverletzung, Thrombose, Embolie, Gefäßverschluß

- bei Hirnangiographie ferner Hirndurchblutungsstörungen, Schlaganfall mit bleibenden Schäden (z.B. Lähmungen, Sehstörungen, Sprachstörungen)
- geringe Strahlenbelastung; digitale Subtraktionsangiographie höhere Strahlenbelastung als konventionelle Angiographie, dafür weniger Kontrastmittel erforderlich

▶ Verhaltenshinweise

- reichliche Flüssigkeitsaufnahme
- bei Störungen des Allgemeinbefindens sofort den Arzt verständigen
- bei Angiographie
  - am Vorabend der Untersuchung nur leichte Kost
  - am Tag der Untersuchung 4 h vor der Untersuchung nicht mehr essen und rauchen; Trinken (z.B. Mineralwasser, Tee, Brühe) bis 2 h vor der Untersuchung
  - nach der Untersuchung Bettruhe, Ruhigstellung der betreffenden Extremität, Vermeidung körperlicher Belastungen und Flüssigkeitsaufnahme
  - bei Übelkeit, Fieber, Schmerzen und Nachblutung sofort den Arzt verständigen

Kontrastmitteluntersuchungen (enterale Kontrastmittelgabe)

▶ Anamnese

- wie bei Kontrastmitteluntersuchungen (parenterale Kontrastmittelgabe)

▶ Komplikationen

- bei Medikamentengabe (z.B. Analgetika, Spasmolytika) Nebenwirkungen
- bei Dünndarmuntersuchung nach Sellink
  - Völlgefühl, Brechreiz, Blutung, Kreislaufkollaps
  - Magenreizung, Durchfälle
  - Ileus
- bei Doppelkontrastuntersuchung des Kolons
  - Darmperforation, Peritonitis

▶ Verhaltenshinweise

- bei Dünndarmuntersuchung nach Sellink
  - am Tag vor der Untersuchung nicht mehr essen, aber reichlich trinken und Laxans
  - am Tag der Untersuchung nicht mehr essen, trinken und rauchen
  - nach der Untersuchung ballaststoffreiche Ernährung und reichliche Flüssigkeitsaufnahme

- bei Bauchschmerzen, Übelkeit und Blutung sofort den Arzt verständigen
  - Maßnahmen zur Darmreinigung können die Wirkung von Antikonzeptiva aufheben
- bei Doppelkontrastuntersuchung des Kolons
  - an den ein bis zwei Tagen vor der Untersuchung nicht mehr essen und Laxans
  - am Tag der Untersuchung 4 h vor der Untersuchung nicht mehr essen und rauchen; Trinken (z.B. Mineralwasser, Tee, Brühe) bis 2 h vor der Untersuchung
  - nach der Untersuchung ballaststoffreiche Ernährung und reichliche Flüssigkeitsaufnahme
  - bei Bauchschmerzen, Übelkeit und Blutung sofort den Arzt verständigen
  - Maßnahmen zur Darmreinigung können die Wirkung von Antikonzeptiva aufheben

Magnetresonanztomographie

▶ Anamnese

- Herzschrittmacher oder künstliche Herzklappe?
- Metallteile im Körper (z.B. Prothese, Granatsplitter, Gefäßclips)?
- Operationen an Kopf oder Herz?
- Schwangerschaft? Letzte Menstruation?
- frühere Kernspintomographien? Wenn ja, wann und wo?

▶ Komplikationen

- nach Kontrastmittelapplikation selten Übelkeit

▶ Verhaltenshinweise

- Untersuchung bei Implantaten nur, wenn diese nicht ferromagnetisch sind, d.h. weder Eisen, Kobalt noch Nickel enthalten
- Metallteile vor Betreten des Untersuchungsraums ablegen (z.B. Schmuck, Brille, Uhr, Zahnspangen, Haarspangen, Gürtel, Schlüssel, Münzen, Schreibgeräte, Kreditkarten)
- bei Störungen des Allgemeinbefindens sofort den Arzt verständigen

Punktionen

▶ Anamnese

- Medikamenteneinnahme (z.B. Antikoagulantia)?
- Marcumarausweis?

- Blutungsneigung (z.B. Epistaxis, Hämatome, Koagulopathie, Hämophilie)?

▶ Komplikationen

- Hämatom und Infektion an der Einstichstelle
- Organverletzung, -blutung und -infektion
- bei Thoraxpunktion Pneumothorax
- bei Leberpunktion Austritt von Galle in das Lebergewebe und die Bauchhöhle, Peritonitis, Operation

▶ Verhaltenshinweise

- 2 h vor der Untersuchung nicht mehr essen und rauchen; Medikamenteneinnahme
- nach der Untersuchung Verband belassen, Bettruhe einhalten, bei Punktion der Leber auf der rechten Seite liegen, keine aktive Teilnahme am Straßenverkehr, keine Arbeit an laufenden Maschinen
- bei Störungen des Allgemeinbefindens sofort den Arzt verständigen

▶ Einwilligungserklärung

- die vorausgegangene Aufklärung muß rechtzeitig, verständlich, individuell und umfassend gewesen sein
- die Einwilligung in die Untersuchung/Intervention darf erst nach dem Aufklärungsgespräch ausgefüllt und unterschrieben werden
- der Patient erklärt,
  - daß er die Informationen im Merkblatt gelesen und verstanden hat
  - daß er die Fragen zur Anamnese nach bestem Wissen beantwortet hat
  - daß er die Verhaltenshinweise beachten wird
  - daß seine Fragen vollständig und verständlich beantwortet worden sind
  - daß er mit eventuell erforderlichen Neben- oder Folgeeingriffen einverstanden ist
  - daß er nach gründlicher Überlegung in die entsprechende Untersuchung/Intervention einwilligt
- im Falle einer Ablehnung der Untersuchung/Intervention erklärt er,
  - daß er über die möglichen gesundheitlichen Nachteile seiner Ablehnung informiert worden ist, z.B. daß sich dadurch Diagnose und Behandlung einer etwaigen Erkrankung erheblich verzögern und erschweren können
- wichtig sind individuelle und konkrete ärztliche Vermerke über das Aufklärungsgespräch, z.B.
  - zur Wahl des Verfahrens
  - zu Vor- und Nachteilen gegenüber anderen Methoden

- zum Untersuchungsablauf
- zu möglichen Komplikationen
- zu seltenen und seltensten Risiken
- zu risikoerhöhenden Besonderheiten
- zu eventuellen Neben- und Folgeeingriffen

- als Faustregel Aufklärung des Patienten 24 h vor dem Eingriff, keinesfalls nach Prämedikation
- beim bewußtlosen Notfallpatienten kann nach dem Grundsatz der mutmaßlichen Zustimmung verfahren werden
- bei Eingriffen geringerer Dringlichkeit am nicht einsichtsfähigen Patienten z.B. Pflegschaft oder Dolmetscher abwarten
- bei Minderjährigen müssen, soweit sie nicht selber einwilligungsfähig sind, grundsätzlich beide Elternteile zustimmen; ein Elternteil kann jedoch den anderen ermächtigen, so daß der aufklärende Arzt den anwesenden Elternteil fragen und dokumentieren sollte, ob er auch für den anderen Elternteil spricht
- der Minderjährige wird als einwilligungsfähig angesehen und kann damit allein zustimmen, wenn er nach seiner geistigen und sittlichen Reife die Bedeutung und Tragweite des Eingriffs und seiner Gestaltung zu ermessen vermag

13. Befundungschecklisten

13. Befundungschecklisten

▶ Schädel in 2 Ebenen

Schädelkalotte nach Größe, Form und Dicke normal. Knochenstruktur regelrecht. Unauffällige Kalottenzeichnung. Schädelkalotte glatt und scharf konturiert ohne pathologische Konturunterbrechung. Altersentsprechende Darstellung der Schädelnähte. Kein Nachweis pathologischer Verkalkungen. Keine Verlagerungszeichen. Normal konfigurierte Schädelbasis mit unauffälliger Darstellung der Sella. Gesichtsschädel und obere HWS regelrecht. Nasennebenhöhlen, soweit beurteilbar, unauffällig. Kein pathologischer Befund in den abgebildeten Weichteilen.

▶ Hinterhaupt

Schädelkalotte, soweit abgebildet, nach Symmetrie, Form und Dicke normal. Knochenstruktur regelrecht. Unauffällige Kalottenzeichnung. Schädelkalotte, soweit erfaßt, glatt und scharf konturiert ohne pathologische Konturunterbrechung. Altersentsprechende Darstellung der Lambdanaht und der übrigen dargestellten Schädelnähte. Foramen magnum nach Weite, Form und Begrenzung normal. Intrakranium regelrecht. Kein pathologischer Befund in den abgebildeten Weichteilen.

▶ Nasennebenhöhlen

Nasennebenhöhlen regelrecht geformt, normal pneumatisiert und nicht verschattet. Knöcherne Begrenzung allseits glatt und scharf abgrenzbar. Unauffällige Nasenhaupthöhle mit mittelständigem Septum. Keine röntgendichten Fremdkörper.

▶ Orbita in 2 Ebenen

Orbita glatt und scharf abgrenzbar. Regelrechte Konfiguration der Fissura orbitalis superior. Nach Form und Kontur unauffällige Pyramidenoberkanten. Kein Nachweis eines röntgendichten Fremdkörpers oder einer Weichteilschwellung. Soweit angeschnitten, regelrecht strahlentransparente Nasennebenhöhlen.

▶ Nasenbein seitlich

Os nasale regelrecht konfiguriert. Ordnungsgemäßer Winkel zwischen Os nasale und Os frontale bei unauffälliger Abbildung der Sutura frontonasalis. Knochenstruktur regelrecht. Os nasale glatt und scharf konturiert ohne pathologische Konturunterbrechung. Kein Nachweis eines röntgendichten Fremdkörpers oder einer Weichteilschwellung.

▶ Jochbogen

Arcus zygomaticus nach Größe und Form normal. Knochenstruktur regelrecht. Arcus zygomaticus glatt und scharf konturiert ohne pathologische

Konturunterbrechung. Übriges dargestelltes Schädelskelett ordnungsgemäß. Kein pathologischer Befund in den abgebildeten Weichteilen.

▶ Sella

Im Rahmen der Varianz normale Größe, Form und Lage der Sella. Knochenstruktur regelrecht. Sella glatt und scharf konturiert mit normaler Breite der Kortikalis. Regelrechte Pneumatisation der Keilbeinhöhle ohne Anhalt für Verschattung. Kein Nachweis intrakranieller Verkalkungen.

▶ HWS in 2 Ebenen

Achsengerechter Stand der Wirbelkörper mit normaler Lordose der HWS. Keine Wirbelkörperhöhenminderung. Normal weite Zwischenwirbelräume. Knochenstruktur regelrecht. Allseits intakte Wirbelkörperrahmenstrukturen. Unkovertebral- und kleine Wirbelgelenke regelrecht abgrenzbar. Normale Weite des Spinalkanals. Unauffällige Darstellung der prävertebralen Weichteile einschließlich Retropharyngeal- und Retrotrachealraum.

▶ HWS in 4 Ebenen

Achsengerechter Stand der Wirbelkörper mit normaler Lordose der HWS. Keine Wirbelkörperhöhenminderung. Normal weite Zwischenwirbelräume. Knochenstruktur regelrecht. Allseits intakte Wirbelkörperrahmenstrukturen. Normal geformte und glatt konturierte Processus articulares mit normal weitem Gelenkspalt. Regelrechte Form und Weite der Foramina intervertebralia. Normale Weite des Spinalkanals. Unauffällige Darstellung der prävertebralen Weichteile einschließlich Retropharyngeal- und Retrotrachealraum.

▶ BWS in 2 Ebenen

Achsengerechter Stand der Wirbelkörper mit normaler Kyphose der BWS. Keine Wirbelkörperhöhenminderung. Normal weite Zwischenwirbelräume. Knochenstruktur regelrecht. Allseits intakte Wirbelkörperrahmenstrukturen. Bogenwurzeln und Dornfortsätze regelrecht abgrenzbar. Unauffällige Konfiguration der Kostovertebralgelenke sowie der Gelenk- und Querfortsätze. Rippen, soweit angeschnitten, unauffällig. Kein Nachweis von Verkalkungen oder Auftreibungen in den prä- oder paravertebralen Weichteilen.

▶ LWS in 2 Ebenen

Achsengerechter Stand der Wirbelkörper mit normaler Lordose der LWS. Keine Wirbelkörperhöhenminderung. Normal weite Zwischenwirbelräume. Knochenstruktur regelrecht. Allseits intakte Wirbelkörperrahmenstrukturen. Bogenwurzeln und Dornfortsätze regelrecht abgrenzbar. Unauffällige Konfiguration der Gelenk- und Querfortsätze. Kein Nachweis von Verkalkungen oder Auftreibungen in den prä- oder paravertebralen Weichteilen.

▶ Kreuzbein in 2 Ebenen

Normale Form und Stellung des Os sacrum und Os coccygis mit symmetrischer Verjüngung der Steißbeinwirbel nach kaudal. Knochenstruktur regelrecht. Foraminabegrenzungen und Konturen der Steißbeinwirbel ordnungsgemäß. Iliosakralgelenk normal weit, glatt und scharf begrenzt. Normale Weichteilverhältnisse.

▶ Steißbein in 2 Ebenen

Normale Form und Stellung des Os coccygis mit symmetrischer Verjüngung der Steißbeinwirbel nach kaudal. Knochenstruktur regelrecht. Konturen der Steißbeinwirbel ordnungsgemäß. Os sacrum, soweit abgebildet, unauffällig. Normale Weichteilverhältnisse.

▶ Becken ap

Normale Form des Beckenskeletts. Knochenstruktur regelrecht. Beckenskelett glatt und scharf konturiert ohne pathologische Konturunterbrechung. Ordnungsgemäße Darstellung beider Pfannendächer. Regelrechte Stellung der normal geformten Hüftköpfe. Glatt und scharf abgrenzbare, kongruente Gelenkflächen bei normal weitem Gelenkspalt. Keine intra- oder periartikulären Verkalkungen. Iliosakralgelenk und Symphysenspalt normal weit, glatt und scharf begrenzt. Os sacrum und LWS, soweit abgebildet, regelrecht. Normale Weichteilverhältnisse.

▶ Knöcherner Hemithorax

Thoraxskelett nach Anzahl, Form und Stellung der Rippen normal. Knochenstruktur regelrecht. Glatte und scharfe Begrenzung der Kortikalis ohne Hinweis auf pathologische Konturunterbrechung. Normale Weite der Interkostalräume. Kostovertebral- und Kostotransversalgelenke regelrecht geformt. Normale Abbildung der Weichteile und, soweit dargestellt, von Mediastinum, Herz und Lunge.

▶ Extremitäten - Gelenke in 2 Ebenen allgemein

Normale Form der am ...gelenk beteiligten Skelettabschnitte. Regelrechte Artikulation von ... . Knochenstruktur regelrecht. Gelenkflächen normal geformt und kongruent bei glatter und scharfer Begrenzung. Gelenkspalt normal weit. Keine intra- oder periartikulären Verkalkungen. Unauffällige Darstellung der übrigen angrenzenden Skelettanteile bei regelrechten Weichteilverhältnissen.

▶ Extremitäten - Knochen in 2 Ebenen allgemein

Normale Form und Stellung der abgebildeten Skelettabschnitte. Knochenstruktur regelrecht. Glatte und scharfe Begrenzung der Kortikalis ohne Hinweis auf pathologische Konturunterbrechung. Gelenkflächen normal geformt und kongruent bei glatter und scharfer Begrenzung. Gelenkspalt normal weit. Keine intra- oder periartikulären Verkalkungen. Regelrechte Weichteilverhältnisse.

▶ Gehaltene Aufnahme des oberen Sprunggelenks

Öffnungswinkel zwischen Tibia und Talus nach medial bzw. lateral normal. Regelrechter Talusvorschub. Im Vergleich mit den Übersichtsaufnahmen entsprechende Darstellung der Gelenkflächen und des Gelenkspalts.

▶ Thorax in 2 Ebenen

Glatt konturiertes, normal gewölbtes Zwerchfell mit regelrechter Lage, Zwerchfellrippenwinkel frei. Lunge allseits der Thoraxwand anliegend. Seitengleiche Lungentransparenz. Lungenstruktur und -gefäßzeichnung regelrecht. Trachea nach Lage, Weite und Begrenzung normal. Keine Verbreiterung der Paratracheallinien. Mediastinum mittelständig und normal breit. Herz- und Gefäßschatten regelrecht konfiguriert. Symmetrisches Thoraxskelett, BWS unauffällig. Normale Weichteilverhältnisse.

▶ Abdomen im Stehen

Glatt konturiertes, normal gewölbtes Zwerchfell mit regelrechter Lage. Kein Nachweis freier Luft unterhalb der Zwerchfellkuppen. Regelrechte Darstellung der luftgefüllten Anteile des Gastrointestinaltrakts bei normaler Darmgasverteilung. Keine Spiegelbildung. Normale Abgrenzbarkeit der Weichteilschatten von Leber, Milz, Nieren und Harnblase. Kein Nachweis pathologischer Verkalkungen oder röntgendichter Fremdkörper in Projektion auf das Abdomen. Unauffällige Muskel- und Weichteilschatten. Regelrechte Darstellung der abgebildeteten Skelettabschnitte.

▶ Mammographie

Symmetrische, normal geformte Mammae beidseits. Palpatorisch regelrechte Verhältnisse ohne umschriebenen Tastbefund. Mammographisch altersentsprechend ausgebildeter Drüsenkörper. Gleichmäßige Feinstruktur und reguläre Dichte des Parenchyms. Keine pathologische Bindegewebsdurchsetzung. Kein Nachweis umschriebener Weichteilschatten oder Mikroverkalkungen. Normale Dicke von Kutis und Subkutis. Brustwandnahe Abschnitte regelrecht.

▶ Galaktographie

Nach Lage, Form und Weite regelrechte Darstellung des kontrastierten Milchgangs. Normale Aufteilung bei unauffälligen Wandkonturen.

▶ Ösophagusbreischluck

Regelrechter Schluckakt. Unauffällige Darstellung der Valleculae und Sinus piriformes. Unbehinderte Kontrastmittelpassage durch den mittelständigen Ösophagus. Normale Motilität. Glatte Wandkonturen bei regelrechtem Faltenrelief. Kein Nachweis von Kontrastmittelaussparungen. Regelrechter Kontrastmittelübertritt in den Magen ohne Anhalt für eine Hiatushernie oder vermehrten Reflux.

▶ Magen-Darm-Passage

Regelrechter Schluckakt. Unauffällige Darstellung des Ösophagus. Regelrechter Kontrastmittelübertritt in den Magen ohne Anhalt für eine Hiatushernie oder vermehrten Reflux. Magen normal geformt mit glatten Konturen und regelrechtem Schleimhautrelief. Gute Entfaltbarkeit aller Magenabschnitte. Unbehinderte Kontrastmittelpassage. Zentrisch mündender Pylorus. Normale Aufweitbarkeit des Bulbus duodeni. Kein Nachweis narbiger Einziehungen oder ulkusverdächtiger Nischen. Regelrechte Darstellung des duodenalen C. Zeitgerechte Kontrastmittelpassage durch das Jejunum und Ileum mit unauffälliger Abbildung der einzelnen Darmschlingen. Unauffällige Darstellung des terminalen Ileums und der ileozökalen Einmündung.

▶ Dünndarmuntersuchung nach Sellink

Regelrechte Kontrastmittelpassage durch die ordnungsgemäß verlaufenden Dünndarmschlingen. Normale Motilität. Palpable Dünndarmschlingen regelrecht verformbar. Glatte Wandkonturen bei regelrechtem Faltenrelief. Unauffällige Darstellung des terminalen Ileums und der ileozökalen Einmündung.

▶ Doppelkontrastuntersuchung des Kolons

Unbehinderte Kontrastmittelpassage bis zum Zökum. Im Doppelkontrast gute Entfaltbarkeit aller Kolonabschnitte mit regulärer Lumenweite und Haustrierung. Bei homogenem Schleimhautbeschlag normales Feinrelief mit glatten Wandkonturen und regelrechter Wanddicke. Ileozökalregion und Appendix normal.

▶ Urographie

Auf der Leeraufnahme regelrechte Darstellung der Weichteilschatten ohne Nachweis von Verkalkungen in Projektion auf die Nieren und ableitenden Harnwege. Nach Kontrastmittelgabe homogene Parenchymdarstellung mit zeitgerechter seitengleicher Ausscheidung. Nieren normal groß, glatt konturiert und mit regelrechter Lage und Achsstellung. Normales Nierenbeckenkelchsystem. Ureteren nach Verlauf und Weite unauffällig. Kein Nachweis einer Kontrastmittelaussparung. Normal große, glatt konturierte Harnblase. Nach Miktion kein wesentlicher Restharn.

▶ Cholezystcholangiographie

Auf der Leeraufnahme regelrechte Darstellung des Leberschattens ohne Nachweis von Verkalkungen in Projektion auf die Gallenblase. Nach Kontrastmittelgabe normal große, homogen mit Kontrastmittel gefüllte und glatt konturierte Gallenblase. Intra- und extrahepatische Gallengänge sowie Ductus cysticus normal weit, ausreichend kontrastmittelgefüllt und glatt begrenzt. Kein Nachweis einer Kontrastmittelaussparung. Gute Kontraktion der Gallenblase nach Reizmahlzeit.

▶ Angiographie des Aortenbogens

Regelrecht konfigurierter Aortenbogen mit glatter Wandkontur. Normales Lumen mit homogener Kontrastmittelfüllung. Regulärer Abgang der supraaortalen Gefäße und ihrer Äste. Kein Nachweis einer Kontrastmittelaussparung. Normale venöse Phase.

▶ Angiographie der A. carotis interna

Regelrechte Füllung der A. carotis interna mit normal weitem Lumen und glatten Wandkonturen im extra- und intrakraniellen Abschnitt. Unauffällige Aufteilung in die regelrecht verlaufenden Aa. cerebri anterior und media sowie deren Endäste. Normales Gefäßbild in der kapillären und venösen Phase mit guter Füllung der im sagittalen Strahlengang mittelständigen inneren Hirnvenen. Unbehinderter Kontrastmittelabstrom auch über die großen venösen Sinus.

▶ Angiographie der A. vertebralis

Regulärer Verlauf der A. vertebralis im oberen Halsabschnitt. Retrograde Füllung der kontralateralen A. vertebralis mit Füllung beider Aa. cerebellares inferiores posteriores. A. basilaris mittelständig. Regelrechter Verlauf beider Aa. cerebellares superiores und Aa. cerebri posteriores um den Hirnstamm. Äste der A. cerebelli superior nicht aufgespreizt. Regelrechte Darstellung der Aa. thalamoperforantes und der Aa. chorioideae posteriores. Paramediane Hemisphärenäste in der venösen Phase ohne Verlagerungszeichen.

▶ Beinangiographie

Regelrechter Verlauf und normale Weite der Aorta abdominalis und der Bifurkation. Normale Darstellung der Aa. iliacae communes, internae und externae. Normkalibrige und glattwandige Aa. femorales communes mit regulärer Aufteilung in die 3 Oberschenkelarterien. Aa. profundae und circumflexae femoris normkalibrig. Regelrechte Darstellung der Aa. femorales superficiales mit Übergang in die Aa. popliteae. Reguläre Aufteilung in die Aa. tibiales anteriores, tibiales posteriores und fibulares mit normaler Verfolgbarkeit bis in den Malleolen- und Fußrückenbereich.

▶ Beinphlebographie

Unbehinderter Kontrastmittelabfluß über das glatt begrenzte tiefe Unter- und Oberschenkelvenensystem mit suffizientem Klappenapparat. Kein Nachweis insuffizienter Rr. communicantes. Beim Preßversuch regelrechte Darstellung der Mündungsregion der Stammvenen. Kein Nachweis einer Kontrastmittelaussparung an den Beckenvenen.

▶ Lumbale Myelographie

Homogene Kontrastierung des normal geformten und regelrecht weiten Duralsacks bei unbehinderter Kontrastmittelpassage. Darstellung des Conus medullaris als normkalibrige Aussparungsfigur in Rücken- und Kopftieflage. Konisch zulaufender Duralsack mit Ende in normaler Höhe im Sakralkanal.

Lumbale und sakrale Wurzeltaschen seitengleich ohne Verkürzungen oder Auftreibungen. Scharf abgrenzbare Konturen des Duralsacks und der Wurzelbegrenzungen.

▶ Sono Abdomen

Normal große, glatt begrenzte Leber mit homogener und echonormaler Binnenstruktur. Keine fokalen echoabgeschwächten oder echoverstärkten Bezirke. Regelrechte Leberpforte. Normaler Verlauf der intrahepatischen Gefäßstrukturen. Gallenblase ohne Konkremente oder Polypen. Ductus hepaticocholedochus regelrecht. Normal großes, glatt begrenztes Pankreas mit regelrechtem Reflexmuster. Milz unauffällig. Beide Nieren bei normaler Form und Größe ohne Raumforderung, Abflußbehinderung oder sonographisch faßbare Konkremente. Kein Nachweis einer pathologischen Darmkokarde. Aorta und V. cava inferior unauffällig. Keine vergrößerten Lymphknoten, kein Aszites.

▶ Sono Schilddrüse

Nachweis einer zervikal gelegenen Schilddrüse ohne retrosternale Anteile. Rechter Schilddrüsenlappen ... cm längs, ... cm breit, ... cm tief; linker Schilddrüsenlappen ... cm längs, ... cm breit, ... cm tief; Isthmus ... cm. Schilddrüsenvolumen ... ml. Homogen-echoreiche Binnenstruktur ohne Anhalt für fokale zystische oder solide Läsionen. Trachea mittelständig. Halsgefäße regelrecht. Kein Nachweis vergrößerter zervikaler Lymphknoten.

▶ Sono Mamma

Parenchym mit seitengleicher echonormaler Struktur. Kein Nachweis einer echodifferenten fokalen Läsion. Thoraxwand unauffällig.

▶ CT Schädel

Altersentsprechende Weite der inneren und äußeren Liquorräume. Ventrikelsystem nicht verlagert oder deformiert. Keine Verlagerung der Mittellinienstrukturen. Regelrechte Dichte von Hirnstamm, Kleinhirn und Großhirnhemisphären. Ausreichende Differenzierbarkeit von grauer und weißer Substanz. Regelrechte Dichte der basalen Hirnarterien. Soweit angeschnitten, normaler Luftgehalt der Nasennebenhöhlen und Felsenbeine sowie unauffällige Darstellung der Orbitae. Regelrechte Schädelknochen.

▶ CT Felsenbein

Regelrecht pneumatisierte Felsenbeine beidseits. Innenohrorgane symmetrisch angelegt und regelrecht geformt. Normal pneumatisiertes Cavum tympani mit allseits glatten Konturen und unauffällig abgrenzbaren Gehörknöchelchen. Frei durchgängige, glatt begrenzte äußere Gehörgänge beidseits.

▶ CT Hals

Regelrechte Darstellung der Halsweichteile. Mundbodenmuskulatur symmetrisch. Glandula parotis und Glandula submandibularis unauffällig. Pharynx und Larynx mit regelrechter Wandbegrenzung und ohne Nachweis von Raumforderungen. Weitgehend symmetrische Anlage der normal großen Schilddrüse. Unauffällige Darstellung der Halsgefäße. Kein Nachweis vergrößerter Lymphknoten.

▶ CT Thorax

Thorax symmetrisch, Mediastinum mittelständig und nicht verbreitert. Kein Anhalt für vergrößerte axilläre, mediastinale oder hiläre Lymphknoten. Tracheobronchialsystem frei durchgängig. Unauffällige Lungenstruktur ohne Nachweis von Raumforderungen oder Infiltraten. Kein Pleuraerguß. Herz nach Form und Größe regelrecht. Normale Darstellung der großen intrathorakalen Gefäße. Knochen- und Weichteilmantel normal. Oberbauchorgane, soweit angeschnitten, unauffällig.

▶ CT Abdomen

Leber normal groß, regelrecht geformt und mit homogenem, normodensen Parenchym. Kein Nachweis fokaler Läsionen. Gallenblase regelrecht. Keine Erweiterung der intra- oder extrahepatischen Gallenwege. Pankreas normal groß, glatt begrenzt und ohne Hinweis auf eine Raumforderung. Milz nach Lage, Form, Größe und Struktur unauffällig. Regelrechte Darstellung der Nebennieren. Nieren orthotop, normal groß und regelrecht konturiert. Nierenbecken nicht erweitert. Regelrechte Darstellung der großen abdominalen Gefäße. Kein Nachweis vergrößerter abdominaler oder retroperitonealer Lymphknoten. Kein Pleuraerguß, kein Aszites. Knochen- und Weichteilmantel normal.

▶ CT Becken

Regelrechte Darstellung der Prostata und Samenbläschen (des Uterus und der Ovarien). Harnblase unauffällig. Große pelvine Gefäße normal. Kein Anhalt für vergrößerte iliakale oder inguinale Lymphknoten. Kein Aszites. Knochen- und Weichteilmantel normal.

▶ CT Wirbelsäule

Regelrechte Konfiguration der dargestellten Wirbelkörper, keine Anbauten. Sagittaldurchmesser und Interpedikularabstand normal. Reguläre Dichte der Bandscheiben, Wirbelkörperhinterkanten nicht überragt. Myelon zentrisch gelegen. Regelrechter Verlauf der Nervenwurzeln durch die normal weiten Foramina intervertebralia. Prä- und paravertebrale Weichteile unauffällig.

▶ Quantitative Computertomographie

Die Messung der Knochenmineralsalzdichte erfolgte durch Absorptiometrie ausgewählter, repräsentativer axialer Schichten der Wirbelkörper … . Die über drei Wirbelkörper gemittelte Knochendichte beträgt absolut … mg/ml. Gegenüber der Peak bone mass junger Erwachsener ergibt sich eine Reduktion von ... Standardabweichungen. Damit besteht keine Osteoporose/eine Osteopenie/eine Osteoporose/eine manifeste Osteoporose.

▶ MR Schädel

Normale Weite der Seitenventrikel und des dritten Ventrikels. Keine Verlagerung der Mittellinienstrukturen. Regelrechtes, seitengleiches Signalverhalten des Großhirnparenchyms einschließlich Marklager. Altersentsprechendes Hirnwindungsrelief. Mittelständiger vierter Ventrikel und unauffällige basale Zisternen. Regelrechte Darstellung des Zerebellum einschließlich Pons und Medulla oblongata. Normale Signalgebung der pneumatisierten Räume. Orbita beidseits regelrecht. Chiasma opticum und Tractus optici nicht verlagert.

▶ MR Orbita

Normale Bulbi und regelrechte äußere Augenmuskeln. Regelrechte Konfiguration und normaler Verlauf des N. opticus beidseits. Unauffällige Darstellung des Sinus cavernosus. Normale Konfiguration und Weite der suprasellären Zisterne. Regelrechte Form und Lage des Chiasma opticum sowie der Tractus optici. Normales Signalverhalten des Hirnparenchyms.

▶ MR Sella

Sellaboden nicht exkaviert. Mittelständiger Hypophysenstiel. Normal große, symmetrische Hypophyse mit flachkonkaver oberer Kontur. Kein Nachweis von strukturellen Läsionen. Nach Kontrastmittelgabe homogenes Enhancement. Normales Signalverhalten des benachbarten Hirnparenchyms.

▶ MR Kleinhirnbrückenwinkel

Regelrechte Lage und Konfiguration des N. vestibulocochlearis im Kleinhirnbrückenwinkel sowie im inneren Gehörgang beidseits. Meatus acusticus internus beidseits nicht erweitert. Normale Signalgebung des Hirnstamms und der Kleinhirnhemisphären. Vierter Ventrikel mittelständig. Supratentorielle Liquorräume altersentsprechend weit.

▶ MR kraniozervikaler Übergang

Regelrechte Form und Signalgebung der Kleinhirnhemisphären, des Hirnstamms und des Myelons. Normale Konfiguration und Weite des vierten Ventrikels sowie der äußeren Liquorräume in der hinteren Schädelgrube. Normale Weite des Spinalkanals und regelrechte Abgrenzbarkeit des Subarachnoidalraums. Normale Konfiguration und Signalgebung der Wirbelkörper und Bandscheiben. Regelrechte Weite der Foramina intervertebralia beidseits und normale Abgrenzbarkeit der Nervenwurzeln vom epiduralen Fettgewebe. Regelrechtes paravertebrales Weichteilgewebe. Nach Kontrastmittelgabe kein pathologisches Enhancement.

▶ MR thorakolumbaler Übergang

Regelrechte Konfiguration und normale Signalgebung des Myelons und des Conus medullaris in allen Sequenzen. Normale Weite des Spinalkanals und regelrechte Abgrenzbarkeit des Subarachnoidalraums. Regelrechte Konfiguration und Signalgebung der dargestellten Wirbelkörper und Bandscheiben. Normale Weite der Foramina intervertebralia und normale Abgrenzbarkeit der Nervenwurzeln vom Fettgewebe. Regelrechtes paravertebrales Weichteilgewebe. Nach Kontrastmittelgabe kein pathologisches Enhancement.

▶ MR Kiefergelenk

Regelrechte Konfiguration des Kieferköpfchens. Normal weiter Gelenkspalt. Auf den parakoronaren Aufnahmen haubenförmige, auf den parasagittalen Aufnahmen hantelförmige Konfiguration des Diskus. In Ruheposition Lage des hinteren Bandes des Diskus bei 11-12 Uhr im Vergleich zur Kieferköpfchenzirkumferenz, bei Mundöffnung Verschiebung des Diskus mit dem Kieferköpfchen auf dem Tuberculum articulare.

▶ MR Schultergelenk

Ordnungsgemäße Artikulation des Humeruskopfes in der Gelenkpfanne. Normales Knochenmarksignal. Glatte Gelenkflächen, kein Gelenkerguß. Labrum glenoidale intakt. Altersentsprechende Darstellung des Akromioklavikulargelenks, subakromiales Fettgewebe erhalten. Regelrechtes Signal des M. supraspinatus und seiner Sehne sowie der Mm. deltoideus und subscapularis. Kein Nachweis von Läsionen am Ansatz der Supraspinatussehne. Regelhafte Abbildung der intakten Bizepssehne mit normalem Verlauf im Canalis bicipitalis.

▶ MR Ellenbogengelenk

Normale Konfiguration und regelrechte Artikulation der am Ellenbogengelenk beteiligten Skelettabschnitte. Normales Knochenmarksignal. Glatte und kongruente Gelenkflächen. Fossa olecrani unauffällig. Keine freien Gelenkkörper. Ordnungsgemäße Abbildung der Bandstrukturen, vor allem des Lig. anulare.

▶ MR Handgelenk

Normale Konfiguration und regelrechte Artikulation der am Handgelenk beteiligten Skelettabschnitte. Normales Knochenmarksignal. Glatte und kongruente Gelenkflächen. Discus triangularis normal konfiguriert und mit regelrechtem Signalverhalten. Unauffällige Darstellung der interossären Bandstrukturen. Normale Weite des Karpaltunnels mit regelrechter Lage der Sehnen. N. medianus und N. ulnaris ohne pathologischen Befund.

▶ MR Hüftgelenk

Ordnungsgemäße Artikulation des Femurkopfes in der Gelenkpfanne. Normales Knochenmarksignal. Glatte Gelenkflächen, kein Gelenkerguß. Labrum acetabulare intakt.

▶ MR Kniegelenk

Normale Konfiguration und regelrechte Artikulation der am Kniegelenk beteiligten Skelettabschnitte. Normales Knochenmarksignal. Glatte und kongruente Gelenkflächen. Kein Gelenkerguß. Knorpel der Patella, der Femurkondylen und des Tibiaplateaus normal breit und mit regelhaftem Signal. Glatte Knorpeloberfläche. Normale Konfiguration von Innen- und Außenmeniskus mit homogener signalarmer Binnenstruktur. Vorderhorn, Intermediäranteil und Hinterhorn mit intakter Oberfläche. Unauffällige Darstellung der Quadrizeps- und Patellarsehne. Keine Bakerzyste.

▶ MR Sprunggelenk

Normale Konfiguration und regelrechte Artikulation der am oberen und unteren Sprunggelenk beteiligten Skelettabschnitte. Normales Knochenmarksignal. Glatte und kongruente Gelenkflächen. Nach Verlauf, Breite und Signal regelrechte Darstellung des Innen- und Außenbandapparates. Lig. interosseum zwischen Talus und Kalkaneus intakt. Achillessehne unauffällig. Regelrechte Darstellung der Muskelsehnen und der Plantaraponeurose.

▶ MR Mamma

Symmetrische Mammae mit beidseits glatt und scharf begrenzter Kutis und ohne Nachweis einer Verdickung oder Einziehung. Beidseits altersentsprechend ausgebildetes Parenchym. Kein Nachweis von zystischen Veränderungen. Nach Kontrastmittelgabe leichtes diffuses Enhancement des Parenchyms ohne Nachweis einer suspekten fokalen Läsion. Homogenes Parenchym auf den Subtraktionsaufnahmen. Thoraxwand regelrecht.

Index

A

A. carotis externa 73
A. renalis 126
Abbildungsverfahren.........................33
Abnahmeprüfung...............................36
Abschirmung.....................................39
Abstand 39
Abstandsquadratgesetz......................14
Abszesse 108
Achalasie 95
Achillessehnenruptur.......................171
Achondroplasie 196
Adamantinom 193
Adaptive-array-Detektor 21
Adenom 53
adenomatoidzystische Malformation .46
Adnexe 140
adrenogenitales Syndrom 132
Adrenoleukodystrophie 216
Aerobilie..107
AIDS
  des ZNS 218
  pulmonale Manifestationen 53
Aitken 159
Akroosteolysen................................157
Aktivität..39
akute disseminierte
  Enzephalomyelitis 216
akute tubuläre Nekrose....................131
akzessorische Schädelnähte 155
Alaaufnahme...................................167
Albright-McCune-Syndrom 192
Alkaptonurie....................................179
Alternatoren......................................13
alveoläre Mikrolithiasis....................57
Ammonshornsklerose......................201
Amöbenabszeß 113
Amputation 83
amyotrophische Lateralsklerose......215
Analatresie......................................106
Analogdigitalwandler 17
Anatomie
  Adnexe 140
  Bronchien......................................44
  Dünndarm 94
  Duodenum 94
  Gallenwege 112
  Gefäße 72
  Gelenke 154
  Herz 72
  Hypophyse 200
  Knochen......................................154
  Kolon 94
  Leber 112
  Lungen 44
  Lymphknoten, thorakale 45
  Mamma 141
  Nebennieren................................126
  Nieren 126
  Ösophagus 94
  Pankreas 112
  Peritoneum 94
  Sinnesorgane 226
  Ureteren 126
  Urethra 127
  Uterus 140
  Wirbelsäule 200
  Zwerchfell....................................44
Anderson 163
Aneurysma 87, 209
  dissecans 87
  peripheres 88
  spurium 87
  verum 87
Angiodysplasie................................103
Angiographiekatheter 248
Angiom
  arteriovenöses 210
  kavernöses 211
  venöses..211
Angiomyolipom 130
ankylosierende Spondylarthritis......175
Anode 8
Anodenneigungswinkel......................9
Aorta abdominalis 74
Aorta thoracalis 72
  Abgänge 73
Aortenaneurysma
  abdominales 88
  inflammatorisches........................88
Aorteninsuffizienz.............................78
Aortenisthmusstenose 78
Aortenstenose 78
Aortoarteriitis 87
Appendizitis 104
  akute 105
  perforierte 105
Äquivalentdosis.................................37

Arachnoidalzyste 201
Arachnoiditis 222
ARDS 64
Arnold-Chiari-Malformation 200
arterielle Hypertonie 79
arterielle Verschlußkrankheit der
hirnversorgenden Gefäße 82
Arterien
   Becken 75
   obere Extremität 73
   untere Extremität 75
Arterienverschluß, akuter 80
Arteriitis 87
   spezifische 87
   unspezifische 87
arteriovenöse Fistel 46, 88
Arthritis 173
   juvenile rheumatoide 174
   rheumatoide 174
Arthrose 177
Arzneimittellunge 58
Asbestose 59
Aspergillom 52
Aspergillose 52
Aspirationspneumonie 52
Aspirationsthrombektomie 84
Assimilationsvorgänge 220
Asthma bronchiale 56
Astrozytom 203
   pilozytisches 203
Aszites 107
Atelektase 48
atlantookzipitale Dislokation 163
Aufenthaltsdauer 39
Aufklärung 254
Auflösung, räumliche 30
Auflösungsvermögen 33
Aufnahmeparameter 14, 15
Auslöschungsartefakte 30
Autoimmunerkrankungen 57
axiale Gleithernie 97
Azetabulumfrakturen 168

B

Backwash-Ileitis 101, 104
Balkenmangel 200
Ballondilatation 84
Ballonkatheter 249
Bambusstab 175
Bandscheibenprolaps 223
Bandscheibenprotrusion 223
Bankart-Läsion 164
Barotrauma 69
Barrett-Ösophagus 97

basiläre Impression 182, 220
Battered child-Syndrom 159
Becken, Blutungen 143
Beckenfrakturen 167
Beckenniere 127
Beckensprengung 168
Befundungschecklisten 260
benigne Prostatahyperplasie 136
Bennett-Fraktur 167
Bewegungsartefakte 29
Bewegungsunschärfe 15
Biegungsfraktur 159
Bildbearbeitung 18
Bildentstehung 12
Bildentwicklung 12
Bildqualität 14
Bildübertragungssystem 14, 15
Bildverstärker 17
Bildverstärker-Fernseh-System 17
Bilharziose 135
Billroth-II-Resektion 99
Billroth-I-Resektion 99
Blasenmole 144
Blattaderwerk-Zeichen 48
Blattfilmangiographie,
konventionelle 19
Bleilamellen 16
Bleirohrkolon 104
Blow out-Fraktur 229
Bochdalek-Hernie 66, 98
Bolus tracking 33
Bouchard-Arthrose 177
Bourneville-Pringle 222
Boxer-Fraktur 167
Boyd-Gruppe 75
Brachyzephalus 219
Bremsstrahlung 9
Brennfleck
   elektronischer 9
   optischer 9
   thermischer 9
Briden 103
Brodie-Abszeß 172
Bronchialarteriographie 62, 251
Bronchialkarzinom 54
   peripheres 54
   zentrales 54
Bronchiektasen 56
bronchoalveoläres Karzinom 54
bronchogene Zysten 46
Bronchopneumonie 51
bronchopulmonale Dysplasie 69

bronchopulmonale Sequestration 45
    extralobärer Typ 45
    intralobärer Typ 45
Bronchus-Zeichen 50
Bull's eye-Läsionen 114
Bürstenschädel 183
Busch-Fraktur 167
BWS-Frakturen 163
Bypass 83

C

CADASIL 206
Café au lait-Flecken 191
Calot-Dreieck 119
Camurati-Engelmann 197
Caroli-Syndrom 117
CE-MRA 32
Chagas-Krankheit 96
Chamberlain-Linie 220
Chemical shift-Artefakte 30
Chemoembolisation 115
CHESS 23
Chilaiditi-Syndrom 66, 107
Cholangiolithiasis 118
Cholangitis 120
Choledocholithiasis 119
Choledochozele 117
Choledochuszyste 117
Cholesteatom 229
Cholezystitis
    akute 118
    chronische 118
Cholezystolithiasis 118
Chondroblastom 190
Chondrokalzinose 178
Chondrom 53, 190
Chondromyxoidfibrom 190
Chondrosarkom 191
Chordom 192
Chorionepitheliom 144
Chorionkarzinom 144
chronische arterielle
Verschlußkrankheit 81
chronische Bronchitis 56
chronische Lungenstauung 60
chronisch-obstruktive
Lungenerkrankungen 55
CISS 23
Clementschitsch 162
Cobra head-Zeichen 133
Cockett-Gruppe 75
Codman-Dreieck 157, 190
Colitis ulcerosa 101, 104
    extraintestinale Manifestationen ..104

Colles-Fraktur 166
Compton-Streuung 10
Computertomographie 20
Condylomata acuminata 136
Conn-Syndrom 132
Cooper-Ligamente 141, 145, 150
Corona radiata 54
Cortical rim-Zeichen 129
CRESTA-Syndrom 177
Cronkhite-Canada-Syndrom 102
CT-Artefakte 22
Cushing-Syndrom 132
Cut off-Zeichen 85

D

Dandy-Walker-Malformation 200
Darmblutung 103
Darmischämie 103
Dashboard-Fraktur 168
Defokussierung 16
degenerative
Wirbelsäulenveränderungen 223
Denis 162
Densfrakturen 163
Densitometer 37
Deoxyhämoglobin 209
Dermalsinus 220
Dermatomyositis 177
Dermoidzyste 143
Dezentrierung 16
diabetische Angiopathie 84
Dialyseosteomalazie 181
diaphysäre Dysplasie 197
Diastematomyelie 220
Dichte, optische 13
Dichtekurve, optische 13
Dickdarmileus 108
Dickdarmpolypen 105
diffuse idiopathische
Skeletthyperostose 178
Digitalanalogwandler 17, 18
dilatative Uropathien 134
Direktdetektor 18
Dirty chest-Zeichen 56
DISH 178, 182
Divertikulitis 104
Divertikulose 103
Dodd-Gruppe 75
Dolichozephalus 219
Doppelecho 23
Doppelnieren 127
Dopplersonographie 34
Dopplerspektrum 34
Dopplerwinkel 34

Dosisbegriffe 37
Double density-Zeichen 189
Doughnut-Zeichen 122
Down-Syndrom 223
Dünndarm
　Faltenverlust 100
　Lumeneinengung 100
Dünndarmileus 108
Dünndarmobstruktion 106
Dünndarmtumoren 102
Duodenalobstruktion 106
Duodenum
　Faltenvergröberung 99
　Lumeneinengung 100
Durchleuchtungsgerät 18, 19
DWI 207
DXA 180
Dysphagia lusoria 74

E

Echinococcus
　alveolaris 113
　cysticus 113
Echinokokkose 52
Echozeit 27
ECST 82
Effektivdosen 37
Eierschalenhili 59
Einführungsschleuse 250
Einschicht-Spiral-CT 21
Einwilligungserklärung 257
Eisenmenger-Reaktion 79
Ekchondrom 190
Elektronenphase 12
Elfenbeinwirbel 182
Embolie
　arterielle 80
　paradoxe 80
Embolisation
　permanente 143
　temporäre 143
Empfindlichkeitsklassen 11
Emphysempneumothorax 63
Empty sella 201
Empty triangle-Zeichen 211, 212
Enchondrom 190
Enchondromatose 190
Enddarmobstruktion 106
endokrine Orbitopathie 227
Endometriose 135, 141
Endometriumkarzinom 142
Endstrominfarkt 206
Energiedosis 37
Engelsflügel-Zeichen 69

Enhancement, paradoxes 32
Enostom 189
Enteritis, infektiöse 101
Enterokolitis, nekrotisierende 101
Enterospondylarthritis 176
Enthesiopathie 164
Entrapmentsyndrom der A. poplitea .. 86
Entwicklungsvorgang 12
entzündliche
Dickdarmerkrankungen 104
entzündliche
Harnblasenveränderungen 135
entzündliche
Harnröhrenerkrankungen 136
Enzephalitis 217
eosinophiles Granulom 184
eosinophiles Lungensyndrom 58
EPI 23
Epicondylitis humeri ulnaris 166
Epidermoid 205
Epidermoidzyste 193
Epididymitis 137
Epiduralhämatom 212
Epilepsie 201
epimetaphysäre Verletzungen 159
Epipharynxtumoren 230
Epsilon-Zeichen 78
Erdheim-Chester-Tumor 227
Ergotismus 85
Erlenmeyerkolbendeformität 197
Ewingsarkom 193
exogen allergische Alveolitis 59
Extrauteringravidität 144

F

Fachkunde 39
Fallot-Tetralogie 78
Farbdoppler 34
Farmerlunge 59
Fat pad-Zeichen 161
Fehlregistrierung 33
Felsenbeinfrakturen 230
Femurkopfluxation 168
Ferritin 209
fetale Renkulierung 127
Fibrinolyse 83
fibroepithelialer Ureterpolyp 135
fibrolamelläres Karzinom 114
fibromuskuläre Dysplasie 86, 128
Fibroostitis 175, 176
fibröse Dysplasie 191
fibröser Kortikalisdefekt 191
fibrozystische Mastopathie 145
Fibulafraktur 171

Film- und Folienunschärfe 15
Filmkassette..10
Filmkontrast 15
Filmkörnigkeit......................................16
Filmverarbeitung 37
Filter 8
Filum terminale-Zeichen...................85
Fischer-Metzger-Linie.....................220
FISP...32
Fissura orbitalis superior 226
Fixed-array-Detektor.........................21
FLAIR 23
Flake-Frakturen 171
Flow displacement 32
Fluoreszenzlicht 11
Flußartefakte 29
Fogging-Effekt...................................207
fokal-noduläre Leberhyperplasie 113
Fokus 9
Folienrauschen 16
Follikelzyste 142
Fontaine-Klassifikation....................81
Foramen opticum 226
Frakturbeschreibung........................158
Frakturformen 158
Frakturheilung 160
Frakturheilungsverzögerung 160
Frakturkomplikationen 161
Frakturzeichen 158
  indirekte 161
Fremdmaterial 64, 69
Frequenzbereich 33
Frequenzkodierrichtung 29
Frik..169
Führungsdrähte 249
funikuläre Myelose 221
Fußfrakturen 171
Fußteil 13

G

Galaktographie 145
Galeazzi-Fraktur................................166
Gallenblasentumoren......................118
Gallengangstumoren 118, 120
Gallengangszysten.....................117, 120
Gallenwege 112
Ganglien 166
Gantry 20
Gardner-Syndrom....................102, 189
Garré..173
Gastrektomie 99
Gastrinom 122

Gastritis
  atrophische 98
  erosive..98
Gastroenterostomie 99
gastrointestinale Obstruktion beim
Neugeborenen 105
GE 24
Geburtstraumata 159
Gefäßmalformationen 210
Gefäßveränderungen
  traumabedingte 89
  tumorbedingte 89
Gefäß-Zeichen.....................................50
Gehirntumoren
  MR 203
  nach Alter 202
  nach Lokalisation.......................202
  Verkalkungen in 203
Geistartefakt..33
Gelfoam..115
Generator..17
Gesichtsschädelfrakturen 162
Gianturco-Rösch-Stent....................250
Glioblastoma multiforme 204
Glomus jugulare-Tumor.................230
Glomus tympanicum-Tumor.........230
Glomustumoren 230
Glühbirnenphänomen.....................113
Golferellenbogen 166
Goltz-Gorlin-Syndrom 195
Gonokokkenurethritis....................136
Goodpasture-Syndrom 58
Gorlin-Goltz-Syndrom 222
Gradation 13
Gradientensystem 22
Grenzzoneninfarkt...........................206
Grünholzfraktur................................159
Guillain-Barré-Syndrom 222
Guyonloge 166
Gynäkomastie 152

H

Hahn-Spalten.....................................156
Halo 147
Hämangioblastom 204
Hämangiom 89
  kavernöses 228
Hämangiomatose 192
Hamartom..53
Hämatopoesemark 155
Hamman-Rich-Syndrom 56
Hämochromatose.....................116, 178
Hämosiderin 209
Hampton-Linie 98, 99

Handfrakturen	167
Handgelenksfrakturen	166
Hangman-Fraktur	163
Harmonic imaging	33
Harnblasendivertikel	135
Harnblasenkarzinom	136
Harnstau	134
Hartmann-Broca-Läsion	164
Hartstrahltechnik	9
HASTE	25
Heberden-Arthrose	177
Heel-Effekt	9
Heilungsverzögerung	160
Heizspirale	8, 9
Hepatitis	116
hepatofugale Kollateralen	117
hepatopetale Kollateralen	117
hepatozelluläres Karzinom	114
Herpes-simplex-Enzephalitis	218
Herzfehler, kongenitale	78
Herzklappenfehler	77
Herz-Thorax-Quotient	76
Herzvergrößerung	76
Heterotopie	201
Hiatushernie	97
Hill-Sachs-Läsion	164
umgekehrte	164
Hirnabszeß	217

Hirnatrophie
    fokale 214
    generalisierte 214
    zerebelläre 214

Hirnblutung	208
Hirneinklemmung	213

Hirninfektionen
    bakterielle 217
    virale 218

Hirnischämie	206
Hirnkontusion	213
Hirnmetastasen	205
Hirntraumafolgen	213
Hirschgeweih-Zeichen	78
Hirtenstabdeformierung	192
Histiozytom, malignes fibröses	192
Histiozytosis X	57, 184
Histoplasmose	52
HIV-Enzephalopathie	218
Hochfrequenzsystem	22
Hochkanteffekt	14
Hodentorsion	137
Hodentumoren	137
Holmgren-Zeichen	169
Hufeisenniere	127
Hüftprothesenlockerung	169
HWS-Frakturen	163
Hydroxylapatitrheumatismus	178
Hydrozele	137
Hydrozephalus	213
Hyperostosis triangularis ilii	195
Hyperparathyreoidismus	182
Hyperthyreose	231
hypertrophische Osteoarthropathie	196
Hypophyse	200
Hypophysenadenom	205
Hypophysenapoplex	205
Hypothenar-Hammer-Syndrom	86
Hypothyreose	231

I

idiopathisches Atemnotsyndrom	68

Ileum, entzündliche Veränderungen
im terminalen 101

Ileumatresie	106

Ileus
    mechanischer 108
    paralytischer 108

Impingement	164
In phase-GE-Sequenzen	25
Inhalationsschäden	58
Inkarzeration	103
Inkremental-CT	20

Insertionstendopathien am
Ellenbogen 165

Insulinom	122
intraorbitale Verkalkungen	228
intraossäres Ganglion	193
Invagination	106
Inversionszeit	28
Ionendosis	37
Ionenphase	12
IR	25
Irisblende	13
Irisblendenphänomen	113
Isometrie	14

J

Jacobson-Anastomose	230
Jaffé-Campanacci-Syndrom	191
Jefferson-Fraktur	163
Jones-Fraktur	172
Junktionalzone	140, 142

K

Kalkaneusfraktur	171
Kalkmilchzysten	144, 146
Kantenartefakte	30
kapilläre Teleangiektasien	211

Kaposisarkom 55
Kardiomyopathien 79
Karies 230
Karotis-Sinus cavernosus-Fistel 211
Karpaltunnel 154, 166
kartilaginäre Exostose 191
Karzinoid 53, 102
Kassettenformate 10
Kastenwirbel 175
Kathode 8
Kavafilter 61
Kavernen 53
Kerley A-Linien 48
Kerley B-Linien 48
Kerley C-Linien 48
Kernreaktionen 10
Kindesmißhandlung 159
Klatskin-Tumor 118
Klavikulafraktur 165
Klippel-Feil-Syndrom 223
Kniefrakturen 169
Knochenglomustumor 192
Knochenhämangiom 192
Knocheninfarkt 187
Knochenlipom 192
Knochenmarkserkrankungen, MR ... 195
Knochenmetastasen 194
Knochenprozesse
  epiphysäre 188
  exzentrische 188
  multiple 188
  zystische 193
Knochentumoren
  Abklärung 187
  Lokalisation 187
  MR 194
Knochenzyste
  aneurysmatische 194
  solitäre 193
Knopflochdeformität 174
Knuckle-Zeichen 61
Kokzidioidomykose 52
Kolitis
  ischämische 104
  pseudomembranöse 104
  radiogene 104
Kollagenosen 57, 96, 177
Kolloidzyste 204
kolorektales Karzinom 105
Kompaktainsel 189
Kompressionsatelektase 48
Kompressionssyndrome 166

kongenitale Bronchusatresie 46
Konstanzprüfung 36, 37
Kontraktionsatelektase 48
Kontrast 15
Kontrastmittel 35
Kontrastmittelallergie 252
Kontrastmittelgabe 251
kontrastmittelinduzierte
Nephrotoxizität 252
Kontrollbereich 38
Korbhenkelfraktur 168
Koronararterien 72
Kragenknopfulzera 104
Kraniopharyngeom 205
Kraniosynostosen, prämature 219
K-Raum 25
Kreuzband
  hinteres 155
  vorderes 155
Kreuzbänder 155
Kreuzbandläsionen 170
Kristallarthropathien 178
Krukenberg-Tumor 143
Kryptorchismus 137

L

Labrum glenoidale 154
lakunärer Infarkt 206
Langerhanszellgranulomatose 184
Laserablation 115
Le Fort 162
Leber 112
Leberabszeß 113
Leberadenom 114
Leberhämangiom 113
Leberinfarkt 116
Lebermetastasen 114
Leberstauung 116
Lebertrauma 115
Leberveränderungen
  benigne solide 113
  benigne zystische 112
  diffuse 116
  maligne 114
Leberzirkulationsstörungen 116
Leberzirrhose 116
Leberzysten, kongenitale 112
Leiomyom 53
Leontiasis ossea 182
Leptomeningitis 217
Leriche-Syndrom 86
Leukämien 184

Leukodystrophie 216
   metachromatische 216
Linitis plastica 98
Linksherzinsuffizienz 77
Lipiodol 115
Lipom 53
Lissenzephalie 201
Lobärpneumonie 51
Lodwick 157
Löffler-Infiltrat 52
Löffler-Syndrom 58
Löfgren-Syndrom 57
Looser-Umbauzonen 158, 181, 182
Lunatumluxation 167
Lungenabszeß 52
Lungenanomalien, kongenitale 45
Lungendystrophie, progressive 56
Lungenembolie 60
Lungenemphysem
   bullös 56
   panlobulär 55
   periseptal 56
   zentrilobulär 55
Lungenfibrose 56
Lungenhilus 65
Lungenhyperperfusion 60, 65
Lungenhypoperfusion 60, 65
Lungenmetastasen 54
Lungenödem 59
   alveoläres 59
   interstitielles 59
   kardiales 60
   nichtkardiales 60
   toxisches 59
Lungenrundherde
   multiple 50
   solitärer 49
Lungenstauung 59
Lungentumoren
   benigne 53
   maligne 54
   semimaligne 53
Lungenveränderungen, feinfleckige ...49
Lupus erythematodes, systemischer .177
Luteinzyste 142
Luxation des
   Akromioklavikulargelenks 165
Luxusperfusion 207
Lymphangiosis carcinomatosa 54
Lymphknoten 65
Lymphknotenmetastasen 91
Lymphographie 91
Lymphozele 91, 108
Lymphsystem 76

M

Maffucci-Syndrom 190
Magenerkrankungen, entzündliche 98
Magenfrühkarzinom 99
Magenkarzinom 99
Magenoperationen 99
Magenpolyp 99
Magensonde 64
Magentumoren 99
Magenulkus 98
Magic angle-Artefakt 170
Magnetresonanztomographie 22
   diffusionsgewichtete 23
   funktionelle 24
   perfusionsgewichtete 25
Maisonneuve-Fraktur 171
Makrozephalus 219
Malabsorption 102
Malakoplakie 136
Malgaigne-Fraktur 168
malignes Lymphom 55
Malleolarfrakturen 171
Mallory-Weiss-Syndrom 97
Mamma 141
   Befundungskriterien MR 151
   bestrahlte 148
   Indikationen MR 150
   Malignitätskriterien MR 152
   männliche 152
   Normvarianten 145
   Strukturveränderungen 145
Mammaadenofibrolipom 148
Mammablutung 148
Mammafibroadenom 147
Mammahamartom 148
Mammakarzinom 149
   inflammatorisches 150
Mammalipom 148
Mammalymphknoten 148
Mammanarbe 148
Mammapapillom 147
Mammaphylloidestumor 147
Mammazyste 146
Mammographie 19, 144
Marie-Bamberger 196
Markschwammniere 130
Marmorknochenkrankheit 197
Marschfraktur 172
Mastitis, akute 149
Mastozytose 184
Meckel-Divertikel 100
mediastinale Pseudotumoren 67
Mediastinalverlagerung 68

Mediastinitis 67
Mediastinum
  Raumforderung im hinteren 67
  Raumforderung im mittleren 66
  Raumforderung im vorderen 66
Megaureter 134
Mehrschicht-Spiral-CT 21
Mekoniumileus 106
Melorheostose 195
Membranstenosen 95
Meningeom 204
Meningeosis carcinomatosa 217
Meningitis, bakterielle 217
Meningomyelozele 220
Meningozele 220
Menisken 155
Meniskusläsionen 170
Meniskus-Zeichen 52
Mesenterikographie 251
2D-Messung 22
3D-Messung 22
Meßzeit 30
Methämoglobin
  extrazelluläres 209
  intrazelluläres 209
Meyer-Dysplasie 186
Mikrozephalus 219
Miktionszysturethrographie 135
Milchglastrübung 48
Milchglas-Zeichen 181
Miliartuberkulose 53
Milkman-Syndrom 159
Milwaukee-Schulter 178
Milzabszeß 123
Milzinfarkt 123
Milzlymphom 123
Milztrauma 123
Milztumoren 123
Milzvergrößerung 123
Milzverkalkung 123
Mitralinsuffizienz 77
Mitralstenose 78
Mittelohrtumoren
  benigne 229
  maligne 229
Mittelteil 13
Modic 223
Molybdänfilterung 19
Molybdänröhren 19
Monteggia-Fraktur 166
Morbus
  Abt-Letterer-Siwe 184
  Addison 133
  Ahlbäck 185
  Albers-Schönberg 197
  Alexander 216
  Alzheimer 214
  Bechterew 175
  Behçet 101
  Blount 185
  Boeck 57
  Boerhaave 96
  Canavan 216
  Crohn 101, 104
    extraintestinale
    Manifestationen 104
  Friedrich 185
  Gaucher 197
  Hallervorden-Spatz 215
  Hand-Schüller-Christian 184
  Hirschsprung 106
  Huntington 215
  Kienböck 185, 186
  Köhler I 185
  Köhler II 185
  Ménétrier 98
  Ollier 190
  Ormond 109
  Osgood-Schlatter 185
  Osler-Rendu-Weber 89
  Paget 181
  Panner 185
  Parkinson 215
  Perthes 185
  Preiser 185
  Scheuermann 185, 186
  Still 175
  Takayasu 87
  Thiemann 185
  Whipple 102
  Wilson 179, 215
  Winiwarter-Buerger 85
Morgagni-Hernie 66, 98
MOTSA 32
Moya-Moya-Erkrankung 211
MRA-Artefakte 32
MR-Angiographie 31
MRA-Phänomene 32
MR-Artefakte 29
MR-Arthrographie, Indikationen .. 165
MRCP 119
MR-Kontraindikationen 22
MR-Kontrastmittel 36
MR-Sequenzen 22
MR-Terminologie 22
MR-Untersuchungsparameter 30
MTC 25
Mukopolysaccharidosen 197

Mukoviszidose 70
multifokale Marklagerläsionen 217
Multifokalität......................................150
multiple Sklerose 215
Multizentrizität..................................150
Myelitis 222
Myelozele 220
Mykosen 52
mykotischer Abszeß 113
Myokardinfarkt
    Spätbefunde nach 79

N

Nabelarterienkatheter 69
Nabelvenenkatheter 70
Narbenemphysem................................56
NASCET 82
Nasennebenhöhlen 226
Nebennieren 126
Nebennierenblutung 133
Nebennierenverkalkungen................133
Neer 164
neonatale Gallengangsanatomie.......120
Nephrokalzinose................................130
Nephropyelostomie 127, 134
Nephrosklerose..................................129
Neuritis nervi optici..........................227
Neuroblastom 132
Neurofibromatose 132, 221
    I 205
    II 205
neurogene Harnblase 136
nichtossifizierendes
Knochenfibrom 191
Nidus 189
Nieren 126
Nierenadenom...................................130
Nierenarterienaneurysma 129
Nierenarterienstenose 128, 129
Nierenbeckenkarzinom 131
Nierenbuckel.....................................127
Nierenfehlbildungen 127
Niereninfarkt.....................................129
Nierenmalrotation 127
Nierentransplantation 131
Nierentrauma 131
Nierentuberkulose 128
Nierentumoren
    benigne..130
    maligne 131
Nierenvenenthrombose 129
Nierenzysten 130
Normaldruckhydrozephalus 213
Nutzstrahlung..9

O

oberes Sprunggelenk 155
Oberflächendarstellung 21
Oberkieferfrakturen 162
Ober-Tisch-Durchleuchtungsgerät....18
Objekt..14
Obstruktionsatelektase 48
Obturatoraufnahme 167
Ochronose 179
offener Ductus arteriosus 78
Oligodendrogliom 204
Ölzyste...146
Onkozytom 130
Opposed phase-GE-Sequenzen 25
Optikusgliom.....................................228
Optikusscheidenmeningeom 228
Ortskodierrichtungen..........................29
Ösophagusatresie..............................105
Ösophagusdivertikel...........................96
Ösophagusengen, physiologische 94
Ösophagusfremdkörper 95
Ösophagusperforation 96
Ösophagusperistaltik 94
Ösophagusstenosen 95
Ösophagustumoren.............................97
Ösophagusvarizen 96
Ossifikationskerne 154
Osteoarthropathie, neurogene 178
Osteoblastom 189
Osteochondrom 191
Osteochondrose 223
Osteochondrosis dissecans 186
Osteodystrophia fibrosa cystica
generalisata Recklinghausen 182
Osteogenesis imperfecta...................196
Osteoidosteom 189
Osteolyse...157
Osteom 189
Osteomalazie 181
    aluminiuminduzierte 181
Osteomyelitis....................................172
Osteomyelosklerose 184
Osteonekrose 184
Osteopathia striata 195
Osteopenie..156
Osteopetrose.....................................197
Osteophyten......................................176
Osteopoikilie 195
Osteoporose......................................179
    aggressive regionale 180
    transiente regionale 180
Osteosarkom.....................................189
Osteosklerose 157

Osteosyntheseverfahren 160
Ovarialkarzinom............................143
Ovarialmetastasen 143
Ovarialtumoren
   benigne..143
   maligne 143
Ovarialvenenthrombose 141
Ovarialzysten..................................142
Oxyhämoglobin..............................209

P

Paarbildung 10
Pachymeningitis 217
Palmaz-Stent 250
Panarteriitis nodosa 87
Pankreas 112
Pankreasabszeß 121
Pankreasadenokarzinom.................122
Pankreasadenom
   makrozystisches 122
   mikrozystisches 122
Pankreasatrophie 120
Pankreasfibrose 120
Pankreashämorrhagie 121
Pankreaslipomatose 120
Pankreaspseudozyste 121
Pankreastrauma 122
Pankreastumoren 122
Pankreasveränderungen
   entzündliche 121
   zystische.......................................120
Pankreatitis
   akute...121
   chronische....................................121
Papillennekrose 128
Papillom 53
Parallaxe 14
paraösophageale Hernie 98
Pararenalraum
   hinterer 95
   vorderer 95
Parasitosen.......................................52
Parasyndesmophyten......................176
Parenchymverkalkungen
   diffuse 51
   fokale 51
Partialvolumeneffekte......................20
Partitionen 23
Patchplastik 83
Patellafraktur 169
PC..31
PDw...25
Pelizaeus-Merzbacher-Krankheit....216
Penumbra.......................................207

Perforansvarikosis 90
Perikarderguß 80
Periodontitis 230
Periostreaktion...............................157
   solide..157
   unterbrochene 157
   zwiebelschalenartige...................157
periphere arterielle
   Verschlußkrankheit 81
Perirenalraum 95
Peritonealkarzinose 108
Peritonitis 107
perkutane
   Ethanolinjektionstherapie............115
Peutz-Jeghers-Syndrom..................102
Pflastersteinrelief............................101
Phakomatosen 132, 205, 221
Phäochromozytom..........................132
Phasenkodierrichtung.......................29
Phenylketonurie..............................216
Phlebothrombose..............................89
Photoeffekt......................................10
Piezoelemente 33
Pitch 21
Plagiozephalus................................219
Plasmazellmastitis 149
Plasmazellosteomyelitis 172
Plasmozytom..................................183
Pleuradrainage 64
Pleuraerguß......................................62
Pleurafinger 54
Pleuraplaques 63
Pleuraschwielen...............................63
Pleuratumoren
   benigne..63
   maligne 63
Pleuraveränderungen, solide 63
Pneumatosis intestinalis.................102
Pneumocystis-carinii-Pneumonie.....52
Pneumokoniosen 58
Pneumomediastinum........................68
Pneumonia migrans 58
Pneumonie 51
   hypostatische 52
   interstitielle 51
   kindliche 51
   septische.......................................52
Pneumonitis.....................................55
Pneumoperitoneum 66, 107
Pneumoretroperitoneum.................107
Pneumothorax 63
   traumatischer 63
Pneumozystographie 145
POEMS-Syndrom 184

polyzystische Nierenerkrankung 130
polyzystische Ovarien 142
portale Hypertonie 117
Postcholezystektomiesyndrom 120
postoperative
Flüssigkeitsansammlungen 108
postthrombotisches Syndrom 90
Powerdoppler 35
Präparatradiographie 145
Präsaturationsschichten 29
primär sklerosierende Cholangitis ... 118
Primärkomplex 52
PRIND 82
progressive multifokale
Leukenzephalopathie 218
Projektionsdarstellung 21
Projektionsgesetze 13
Proliferationsphase 140
Prostatakarzinom 137
Provokationstest 86
Pseudarthrose 160
Pseudogynäkomastie 152
Pseudospondylolisthesis 220
Pseudotumor orbitae 228
Psoriasisarthritis 176
pulmonalarterielle Hypertonie 79
Pulmonalarterienkatheter 64
Pulmonalisangiographie 61, 250
Pulmonalstenose 78
pulmonalvenöse Hypertonie 59, 65
Pulsatilitätsindex 35, 55
Pulsionsdivertikel 96
pustulöse Arthroosteitis 176
PWI 207
Pyelonephritis
    akute 127
    chronische 128
pyeloureterale Stenose 133
Pyeloureteritis cystica 135
Pylorusatresie 106
Pylorusstenose, hypertrophe 106
Pyonephrose 127

Q

Qualitätssicherung 36

R

Rachitis 180
rachitischer Rosenkranz 180
radiäre Narbe 146
Radiergummi-Zeichen 181
Radiofrequenzablation 115

Radiographie, digitale 18
Radiographiesystem, digitales 17
RARE 26
Rauschen 16
Raynaud-Syndrom 85
Rechteck-FOV 26
Rechtsherzinsuffizienz 77
Refluxösophagitis 97
Reformatierungen, multiplanare 21
Reiter-Syndrom 136, 176
Relaxatio diaphragmatica 98
renale Osteopathie 182
Renovasographie 251
Repetitionszeit 28
Resistenzindex 34, 55
retroperitoneale Fibrose 109
retroperitoneale Tumoren 109
retroperitoneales Hämatom 109
Retroperitoneum 95
Rhizarthrose 177
Riesenzelltumor 192
Rigler-Nabelzeichen 50, 54
Ringstrukturen, intrapulmonale 50
Riolan-Anastomose 82
Rippenanomalien 64
Rippenfrakturen 163
Rippenserienfrakturen 64
Röhrenschutzgehäuse 8
Rolando-Fraktur 167
Röntgenfilm 11
Röntgenkontrastmittel 35
Röntgenröhre 8, 17, 18, 20
Röntgenstrahlung 11
    Absorption 10
    Durchdringungsfähigkeit 10
    Eigenschaften 9
    Entstehung 8
Röntgentomographie 19
Rotationsanomalie 106
Rotatorenmanschette 154, 164
Rotatorenmanschettenruptur
    komplette 165
    partielle 165
Rückenmarksfehlbildungen 220

S

Sachverständigenprüfung 36
Salter 159
SAPHO-Syndrom 176
Sarkoidose 57, 177
Sattelfraktur 167
3-Säulen-Modell 162

Scanverfahren 33
Schachtmedium 16
Schädelfrakturen 162
Schädelkalottenfrakturen 162
Schallfeld 33
Schallschatten 33
Schallverstärkung 33
Schaltknochen 155
Schatzki-Ring 98
Schaukästen 13
Schenkelhalsfrakturen 168
Schichtdickenartefakt 34
Schistosomenabszeß 113
Schlaganfall 206
Schleier 13
Schmorl-Knötchen 186
Schocklunge 64
Schokoladenzysten 141
Schrittmacher 64
Schulterfrakturen 164
Schulterluxation 164
Schulterteil 13
Schwächung 10
Schwächungsgesetz 10
Schwanenhalsdeformität 174
Schwangerschaft 144
Scimitar-Syndrom 46
SE 26
Seitbandläsionen 170
Seitenastvarikosis 90
Seitenband
 laterales 155
 mediales 155
Sekretionsphase 140
Selentrommel 18
Senkrechtstrahl 13
Sensitometer 37
septale Linien 48
Sequenzbaum 26
Serom 108
seronegative Spondylarthritiden ... 175
Seropneumothorax 63
Shigellose 101
Shimsystem 22
Sichelzellanämie 183
Siegelring-Zeichen 56, 167
Signal-Rausch-Verhältnis 20, 30
Signalverarbeitung 33
Silikose 58
Single shot 26
Sinusvenenthrombose 211
Skaphoidfraktur 166
skapholunäre Dissoziation 167
Skelettdysplasien 196
Skelettneoplasien
 andere 192
 chondrogene 190
 fibröse 191
 histiozytäre 192
 osteogene 189
Skelettszintigraphie 156
Sklerodermie 177
Slab 23
Smith-Fraktur 166
Solarisationsteil 13
Sono-Artefakte 33
Sonographie 33
Soorösophagitis 97
Spaltbildungen 220
Spannungspneumothorax 63
Speicherfolien 18
Spektraldoppler 34
Spektroskopie 26
Sperrbereich 38
Spiculae 157, 190
Spiegelartefakt 34
Spina bifida 136
 occulta 136
spinale Tumoren 220
spinales Trauma 222
Spinalkanalstenose 223
Spinnaker-Zeichen 69
SPIR 26
Spiral-CT 20
Splenoportographie 115
Spondylitis 222
Spondylodiszitis 173
Spondylolisthesis 220
Spondylolyse 220
Spondylose 223
Spontanpneumothorax 63
Sprue 102
Sprunggelenksfrakturen 171
Stammvenenvarikosis 90
Stanford-Klassifikation 87
Stauungspneumonie 52
Steal-Syndrome 82
Steatose 116
Steinformation 117
Stein-Leventhal-Syndrom 142
Stentimplantation 84
Stents 250
Stereotaxie 145
Stierkopf-Zeichen 176
STIR 26
Strahlenaustrittsfenster 8
Strahlenenteritis 101

Strahlenexposition 38
   gesamte 38
   natürliche 38
   zivilisatorische 38
Strahlenkontrast....................................15
Strahlenrisiken......................................38
Strahlenschäden
   deterministische 38
   stochastische 38
Strahlenschutz 39
   in der Angiographie 40
   in der Computertomographie........40
   in der Kinderradiologie.................40
   in der Röntgendiagnostik..............39
Strahlenschutzanweisung.....................39
Strahlenschutzbeauftragter...................39
Strahlenschutzbereiche.........................38
Strahlenschutzmaßnahmen...................39
Strahlenschutzverantwortlicher...........39
Strecker-Stent......................................250
Streustrahlenraster................................16
Streustrahlung 9
Streuung, klassische 10
Sturge-Weber-Syndrom 205
subakut sklerosierende
Panenzephalitis...................................218
Subarachnoidalblutung.......................209
Subduralhämatom...............................212
subkortikale arteriosklerotische
Enzephalopathie 206
subpelvine Stenose 134
subphrenischer Abszeß........................66
Subtraktionsangiographie, digitale.....19
Sudeck-Dystrophie....................161, 179
Superposition..14
Suszeptibilitätsartefakte 27
Swyer-James-Syndrom 56
Syndesmophyten 176
Syringohydromyelie...........................220

T

T1w-SE..27
T2*w-GE...27
T2w-SE...27
Talusfraktur..171
Target-Läsionen 114
Target-Zeichen 106
TE..27
Tear drop-Fraktur................................163
Teetassenphänomen 146
Teleskop-Zeichen 90
Tendinitis
   akute 165
   chronische 165

Territorialinfarkt.................................207
Terry-Thomas-Zeichen 167
Testikularisphlebographie 137
Tethered cord 220
TGSE..27
Thalassämie..183
Thenar-Hammer-Syndrom 86
Thermoablation 115
Thoracic outlet-Syndrom 86
Thoraxaufnahme 72
Thoraxtrauma.......................................64
Thrombangiitis obliterans 85
Thrombendarteriektomie.....................83
Thromboembolektomie.......................83
Thrombose, arterielle 80
Thymus...68
Thyreoiditis..231
TI 28
TIA..82
Tiefenblende..8
Tigeraugen-Zeichen 215
TIPSS...117
TIR..28
TIRM..28
Todani...117
TOF...31
Tolosa-Hunt-Syndrom.......................228
TONE..28, 32
Tossy...165
Tourniquet-Syndrom 81
Towne...162
toxisches Megakolon.........................104
TR..28
Trachealkanüle.....................................64
Trachealtubus 64, 69
Traktionsdivertikel 96
Tram line-Zeichen...............................56
transitorische
Neugeborenentachypnoe.....................68
transkortikale Synoviaherniation 177
Transparenzerhöhung..........................46
Transparenzminderung
   alveoläre..47
   durch alveoläre
   Lungenerkrankungen 47
   durch interstitielle
   Lungenerkrankungen 47
Transposition der großen Arterien 78
TRH-Test..231
Trigonozephalus.................................219
Trophoblastenerkrankungen..............144
Truncus hepatomesentericus 74
TSE..28
TSH...231

Index

Tuberkulose 52, 101
tuberöse Sklerose 205, 222
Tumoren des Zentralnervensystems . 201

U

Überfaltungsartefakte 29
Überfunktion der Nebennierenrinde 132
Überfunktion des
Nebennierenmarks 132
Überwachungsbereich 38
Ultraschallimpuls 33
Ultraschallkontrastmittel 36
Unschärfe 15
  geometrische 15
Unterarmfrakturen 166
Unterschenkelfrakturen 171
Untersuchungsprotokolle
  Angiographie
    Embolisate 250
    Instrumentarium 248
    Kontrastmittelgabe 250
    Pharmakoangiographie 251
    Punktion 247
    Stents 250
  Computertomographie
    Protokoll Abdomen 247
    Protokoll Hals 246
    Protokoll Schädel 246
    Protokoll Thorax 246
    Protokoll Wirbelsäule 247
  Kontrastmittelgabe 251
  Magnetresonanztomographie
    Hinweise Becken 243
    Hinweise Gefäße 245
    Hinweise Gehirn 236
    Hinweise Gesichtsschädel
      und Hals 238
    Hinweise Knochen und
      Weichteile 244
    Hinweise Leber 241
    Hinweise Nebennieren 243
    Hinweise Nieren 242
    Hinweise Pankreas 242
    Hinweise Thorax 239
    Hinweise Wirbelsäule 240
    Protokoll Becken 243
    Protokoll Gefäße 245
    Protokoll Gehirn 234
    Protokoll Gesichtsschädel
      und Hals 236
    Protokoll Knochen und
      Weichteile 243
    Protokoll Leber 241
    Protokoll Nebennieren 242
    Protokoll Nieren 242
    Protokoll Pankreas 242
    Protokoll Thorax 238
    Protokoll Wirbelsäule 240
Unter-Tisch-Durchleuchtungsgerät ... 18
Upside-down-Magen 98
Ureter
  duplex 127
  fissus 127
Ureteren 126
Ureterengen, physiologische 127
Ureteritis cystica 135
Ureterkarzinom 135
Ureteropyelographie 131
Ureterorenoskopie 131
Ureterozele 133
Urethra 127
Urethralklappe 134
Urinom 108
Urolithiasis 133
Uterus 140
Uterusfehlbildungen 141
Uterustumoren
  benigne 141
  maligne 142
UTSE 29

V

Vakuum 8
Valsalva-Manöver 96
Varikosis 90
Varikozele 137
vaskuläre Demenz 214
vaskuläre Kompressionssyndrome 86
Vaskulitis 208
Vasospasmus 85
VATER-Assoziation 106
Venen untere Extremität 75
Ventrikel
  linker 76
  rechter 77
Ventrikelseptumdefekt 78
Vergrößerung 14
Verkalkungen, pathologische
  intrakranielle 218
Verstärkerfolie 11
Verzeichnung 14
Verzerrungsartefakte 30
vesikoureteraler Reflux 134
vikariierendes Emphysem 56
Virchow-Robin-Räume 217

Vogelzüchterlunge 59
Volkmann-Dreieck 171
Volumendarstellung 21
Volvulus 103
von Hippel-Lindau-Syndrom 130,
.... 132, 205
Vorhof
    linker 76
    rechter 76
Vorhofseptumdefekt 78

W

Wall-Stent 250
Wasserlilien-Zeichen 52
Weber 171
Wegener-Granulomatose 58, 136
Wehnelt-Zylinder 8, 9
Weichteilinfektionen 174
Weichteilläsionen 161
Wernicke-Enzephalopathie 215
Westermark-Zeichen 61
Wiederholungsartefakt 34
Wilms-Tumor 131
Wirbelkörpermetastasen 221
Wirbelkörpertumoren
    benigne 221
    maligne 221
Wirbelsäule 200
Wirbelsäulenfrakturen
    Abklärung von 162
    Stabilität von 162
Wulstfraktur 159
Wunderkerzen-Zeichen 55
Wurzelspitzengranulom 230

Y

Yersiniose 101

Z

Zähne 230
Zenker-Divertikel 96
zentrale pontine Myelinolyse 216
Zentralprojektion 13
Zentralstrahl 13
zentralvenöser Katheter 64
Zephalozele 200
Zervixkarzinom 142
Zielaufnahme 19
Zielgerät 18
Zöliakie 102
Zöliakoportographie 251
Zollinger-Ellison-Syndrom 122

Zwerchfellhernien 66, 98
    traumatische 98
Zwerchfellhochstand 65
Zwerchfellruptur 164
Zwerchfelltiefstand 65
Zystadenom
    muzinöses 143
    seröses 143
Zystenrandkarzinom 130
Zystenrandschatten 34
Zystitis 135
    emphysematöse 135

Radiologische Fachliteratur von UNI-MED

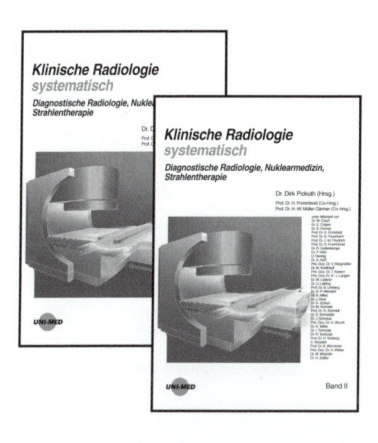

Dirk Pickuth (Hrsg.)
Klinische Radiologie systematisch
ISBN 3-89599-134-1 (Band I), 456 Seiten
ISBN 3-89599-135-X (Band II), 456 Seiten

- Darstellung des gesamten Fachgebietes mit Diagnostischer Radiologie einschließlich Kinder- und Neuroradiologie, Nuklearmedizin und Strahlentherapie in zwei Bänden

- einheitliche Gliederung in Klinik, diagnostische Kriterien und Differentialdiagnostik

- hochwertige Abbildungen mit ausführlichen Legenden

- zweispaltiges und mehrfarbiges Layout

- mehr als 40 renommierte Autoren

...aus den Rezensionen...aus den Rezensionen...

"Wertvoll"
(Deutsches Ärzteblatt)

"methodenorientierte Darstellung, ... einheitliche Gliederung,
... präzise und praxisnahe Abhandlung, ... zahlreiche
Schemata, ... rasche Orientierung
(Bremer Ärztejournal)

"interdisziplinäre Fortbildung, ... übersichtliche Form,
... zahlreiche Illustrationen, ... rasche Orientierung,
... flüssiger Text, ... anschauliche Tabellen"
(Deutsches Ärzteblatt)

"... auch didaktisch ist das Buch eine Meisterleistung"
(Der Radiologe)

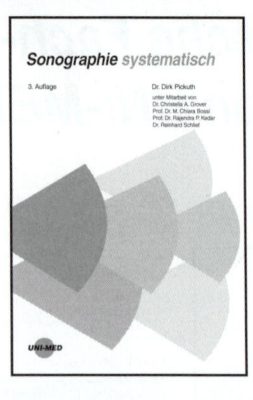

Dirk Pickuth (Hrsg.)
Sonographie systematisch
ISBN 3-89599-149-X
280 Seiten

- Darstellung des gesamten Stoffgebietes für den Grund-, Aufbau- und Abschlußkurs nach den Richtlinien der Ärztekammer, Kassenärztlichen Vereinigung und DEGUM

- übersichtliche Darstellung der sonodiagnostischen Kriterien

- Normalwerttabellen, zahlreiche Abbildungen, Befundungschecklisten

- hochkarätige Autoren aus Deutschland, Großbritannien, Italien und den USA

...aus den Rezensionen...aus den Rezensionen...

"... this book can warmly be recommended as an introduction to ultrasound imaging"
(Acta radiologica)

"... the ideal book that anybody starting his/her experience in ultrasound would like to have at hand for quick consultation"
(European Radiology)

"Mit dem Titel des Buches wird ein Anspruch formuliert, an dem es sich jederzeit messen lassen muß - und kann!"
(Ärztliche Praxis)

"... the chapters are concise, comprehensive and are presented with a common theme throughout, making for easy reading and reference"
(British Journal of Radiology)

"... the text contains useful hints for even the most experienced ultrasound practitioner"
(European Radiology)

UNI-MED Verlag AG • Kurfürstenallee 130 • D-28211 Bremen
Telefon: 0421/2041-300 • Telefax: 0421/2041-444
e-mail: info@uni-med.de • Internet: www.uni-med.de